冬虫夏草养生大全

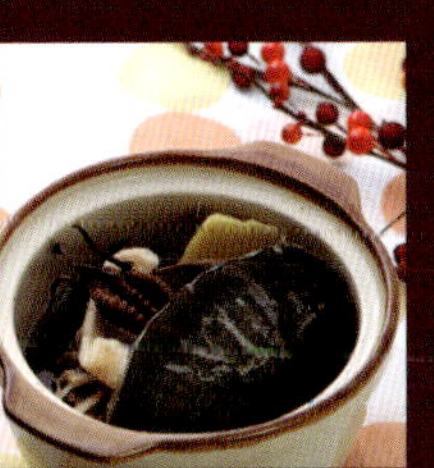
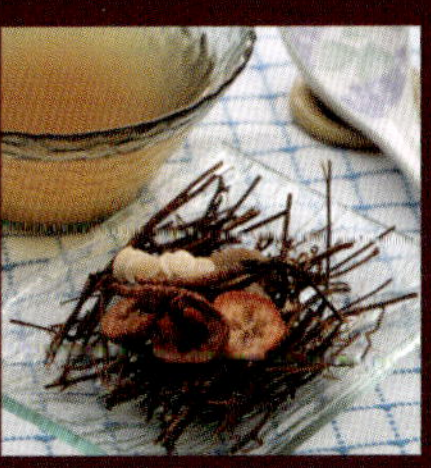
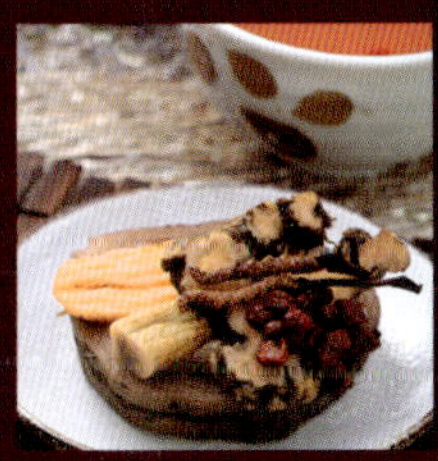

陈虎彪 郭岳峰 李剑扬 编著

广州新华出版发行集团
广州出版社

图书在版编目(CIP)数据

冬虫夏草养生大全 / 陈虎彪，郭岳峰，李剑扬编著.
—广州：广州出版社，2010.9

ISBN 978-7-5462-0358-4

Ⅰ. ①冬… Ⅱ. ①陈… ②郭… ③李… Ⅲ. ①冬虫夏草－基本知识 ②冬虫夏草－食物养生－食谱 Ⅳ. ①R282.71 ②R247.1

中国版本图书馆CIP数据核字(2010)第182522号

广东省版权局版权合同登记图字：19-2011-023

朗聲圖書

中文简体版由香港万里机构出版有限公司授权
广州市朗声图书有限公司于中国大陆地区专有使用

冬虫夏草养生大全

出版发行	广州出版社 （地址：广州市天河区天润路87号广建大厦九楼、十楼　邮政编码　510635 www.gzcbs.com.cn）
策　　划	欧阳群
责任编辑	董　平　何　娴
特邀编辑	林卓萍
封面设计	半亩方塘
印　　刷	深圳市贤俊龙彩印有限公司 （地址：深圳宝安区石岩镇水田村石龙大道56号　邮政编码　518108）
开　　本	787毫米×1092毫米　1/16
字　　数	135,000
印　　张	9.5
印　　数	1－4000册
版　　次	2011年11月第1版
印　　次	2011年11月第1次
书　　号	ISBN 978-7-5462-0358-4
定　　价	48.00元

序一

中药学源远流长，博大精深，东汉末期成书的《神农本草经》，是中国医药史上最早的药学专著。书中记载多种药材的渊源、药性理论及用药原则等。中华文化经历了历史的洗礼，积累了几千年的临床经验，中药学得以发展成为最独特、最具影响力的世界传统医药学之一。

香港浸会大学中医药学院致力推动及发展中医药教育及科研工作，于1998年在香港率先开创了五年全日制中医学学士学位课程，随后又于2001年开创了香港迄今唯一的中药学学士学位课程，是香港中医药高等教育的奠基者。学院旨在推动中医及中药教育的科学化发展，培养优秀的中医中药专业人才，提升业界的专业水平。

普罗大众对于将中药材应用于食疗或日常保健治疗都不会陌生，对中药材有一定认识，但对每种中药材的性质及用法未必有深入研究。因此，《冬虫夏草养生大全》一书的编辑出版，旨在把学院科研人才对冬虫夏草的检测报告、研究心得、冬虫夏草保健养生及日常应用的正确知识以深入浅出、通俗易懂的方法传递给大众。本书详述了冬虫夏草的应用历史、形态特征与鉴别、成分与效用分析，并提供药膳食疗，以图文并茂的表现形式，让市民大众能够方便、快捷地自学与应用，并适合中医药爱好者自我研习。

刘良教授

香港浸会大学中医药学院院长

序二

浸会大学中医药研究所有限公司是香港浸会大学的全资附属机构，旨在将浸会大学中医药学院内各学者的科研成果及临床经验，转化为可直接造福大众的实物及产品；我们致力于与业界及投资者携手合作研发，推出与中医药有关的保健品、中成药、保健器材、书刊及其他相关服务；其下属的香港中药检定中心为中药业界提供符合国际标准ISO17025认可的重金属、农药残余等检测服务及对市面现有产品提供质量监控等服务，提升中药水平及质量，并为广大消费者提供实用可靠的中医药信息。

消费者自我保健意识越来越高，坊间保健产品亦林林总总,《冬虫夏草养生大全》的出版，便是希望与广大消费者分享浸会大学中医药学院各学者对中医及中药的智慧和经验，普及相关中医药知识，为消费者服务。

相信很多消费者都服用过或听说过冬虫夏草，但未必有深入认识。此书详细介绍了冬虫夏草的应用历史、形态特征、如何鉴别冬虫夏草，并通过药理及化学成分分析及研究冬虫夏草的质量问题及实际效用，以及冬虫夏草的药膳养生，从理论到实际应用，以简便、易操作为出发点，密切地配合广大民众的日常生活所需。

方宏勋教授

香港浸会大学中医药学院研究及开发部主任
浸大中医药研究所有限公司行政总裁

序三

冬虫夏草本来是被喻为治肺喘、肾虚夜尿问题的圣药，经各界大肆宣传后成了提升免疫力、能治百病的“神药”。后来更因价格暴升，物以稀为贵，买它的人多以之为礼品，而有了“买冬虫夏草的人不吃，吃冬虫夏草的人不用买”的说法。

由于冬虫夏草价格暴升，许多不法商人为了牟取暴利而弄虚作假的现象亦屡见不鲜，有些造假方法的创意之高简直令人咋舌，有些方法更是害人不浅。

到底冬虫夏草有什么功能？它是否值这个价钱？冬虫夏草是如何形成的？又有什么方法可分辨其真伪？怎样吃才最滋补？这些问题都是消费者迫切希望知道的。

因此我与香港浸会大学中医药学院的陈虎彪博士、化验专家梁启文博士及业界前辈德胜行的李剑扬先生，积极筹划，共同努力编著了这本书。我们本着科学的态度，借助务实的手法，运用简易的文字，配置丰富的图片，引领大家去探索冬虫夏草的养生奥秘。我们的想法更是获得了刘良院长及方宏勋教授的同意，所以本书终可面世。

祝各位：“补”得其所！

余宝珠总经理

浸大中医药研究所有限公司
香港浸会大学

作者简介

陈虎彪博士

药用植物学及中药资源学专家。1983年湖南师范大学生物系理学学士；1988年北京医科大学药学院生药学博士；1995年日本东京都立大学访问学者；2000年至2002年于日本金泽大学药学部任助理教授；2006年去香港之前担任北京大学药学院教授。现执教于香港浸会大学中医药学院。

郭岳峰医师

中医临床肿瘤学专家。1978年考入河南中医学院中医系，1983年毕业，获医学学士学位。1984年考入天津中医学院，师从著名中医妇科专家哈荔田、顾小痴教授，攻读研究生，主要从事中医药治疗妇科肿瘤的临床与实验研究，于1987年毕业，获医学硕士学位。

1995年拜中国四大名医之一施今墨先生的亲传弟子孙一民为师，尽得其传。先后任职于河南省中医药研究院附属医院及河南省中医院（河南中医学院第二附属医院），历任住院医师、主治医师、副主任医师（副教授）、主任医师（教授）。主要从事中西医结合治疗各种癌症的临床研究工作。擅长以中医药疗法治疗胃癌、食管癌、大肠癌、肝癌、宫颈癌、乳腺癌、白血病、恶性淋巴瘤及鼻咽癌等常见恶性肿瘤及并发症。

1996年当选为河南省中医肿瘤专业委员会委员。2005年当选为中国中医药学会肿瘤专业委员会委员。2003年作为访问学者于香港大学专业进修学院任教1年。2005年8月入职香港浸会大学中医药学院，现为临床部一级讲师，南方医科大学在读博士研究生。

李剑扬

现为西藏野生冬虫夏草专业供应商德胜行董事。1983年到香港，从事中医药行业工作。

1999年获香港经贸厅邀请，到青藏高原考察冬虫夏草的采收实况，当地电视台国际部跟随采访。2001年被聘任国际中医中药总会终身名誉会长。2003年邀请摄影师水禾田先生前往青藏高原及虫草主产地西藏那曲地区，为日本客商摄制西藏野生冬虫夏草纪录片，并获西纳活佛亲切接见。2006年3月在香港新城财经台邓达智先生主持的《游山玩水》节目介绍冬虫夏草。同年5月赞助《吾屯唐卡及泥塑艺术》画册出版。同年7月获邀成为西藏自治区工商业联合会会员。2008年1月向唐卡艺术之乡热贡有着1200多年历史的吾屯下寺捐款，恭请罗桑三宝金刚上师和雕塑名家达吉先生，塑造大型文殊菩萨像。

顾问

赵中振教授

香港浸会大学中医药学院中药课程主任，兼任香港中医药管理委员会委员，香港卫生署中药标准科学委员会委员，世界卫生组织西太区传统医药顾问及美国药典委员会中药顾问。曾获得国家级科技进步二等奖及国家首届"中青年医学科技之星"称号；曾任日本星火产业汉方研究中心主任研究员、中国科技联盟医药协会会长等。赵教授长期从事中药与中成药的品种鉴别及质量评价、药用植物资源的开发与应用研究，目前还在开展岭南草药与客家文化的研究。在国内外核心刊物和重要国际会议上发表学术论文近百篇。近年来，赵教授代表性著作有：《香港容易混淆中药》、《香港中药材图鉴》、《中药显微鉴别图鉴》等；并主编《当代药用植物典》(Contemporary Medicinal Plants in the World)。

目录

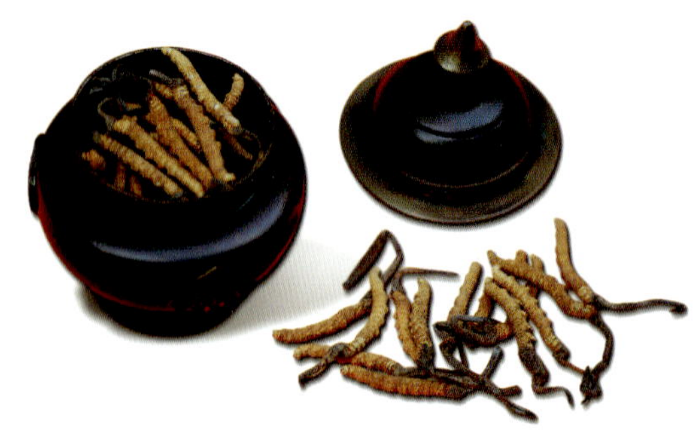

冬虫夏草的实际功效

冬虫夏草Q&A

冬虫夏草的养生药膳...63

滋补汤水与药膳

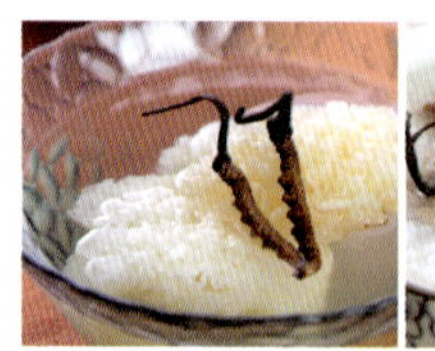
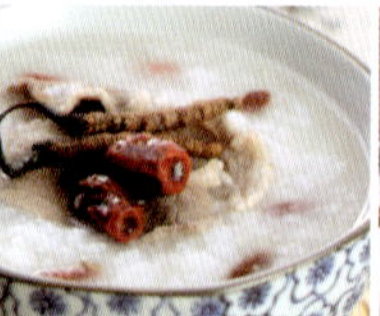
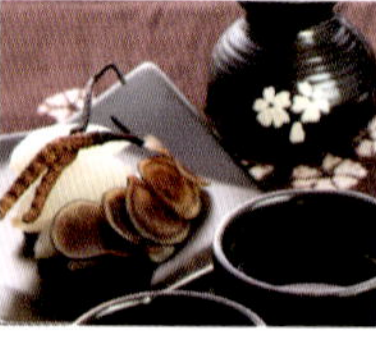
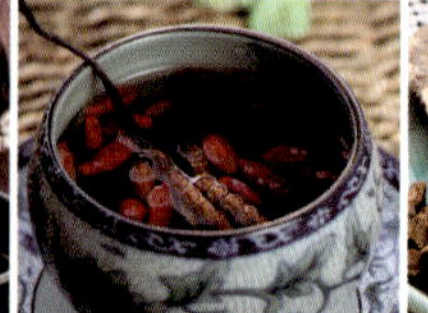
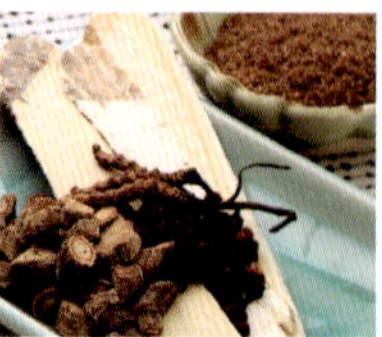

补益粥品

养生泡酒

清润茶饮

草药良方

冬虫夏草

知多少

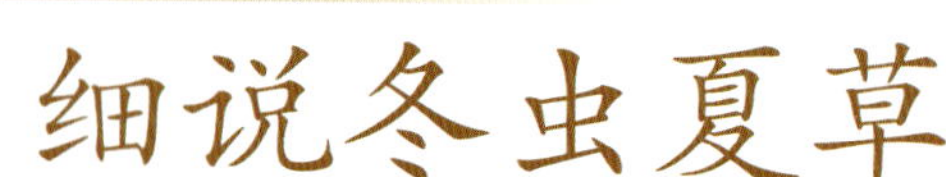

细说冬虫夏草

冬虫夏草生长于中国四川、青海、西藏、甘肃、云南等省海拔3,000米以上的高原上，是中国独有的名贵药材，与人参、鹿茸并称为中国补品“三宝”。它药性作用温和，比其他种类的滋补品具有更广泛的药用性和食用性，长期以来是中国既可药用又可食用的高级滋补品，并且一年四季都可食用，老、少、病、弱、虚者皆宜服用，无任何副作用。中国古代多部中药学文献把冬虫夏草的功用归纳为：“能阴阳并补，治劳嗽膈症，诸虚百损；滋阴壮阳，阴阳并补，功与人参、鹿茸同，但药性温和，老少病虚者皆宜食用……”《中华人民共和国药典》记载其功用为：“补肺益肾，止血化痰。用于久咳虚喘，劳嗽咯血，阳痿遗精，腰膝酸痛。”

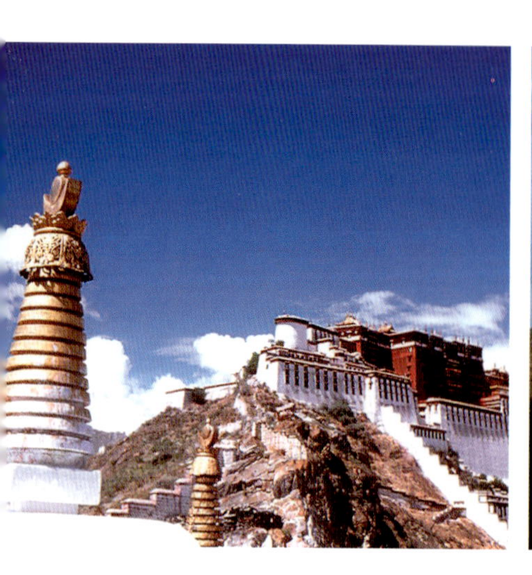

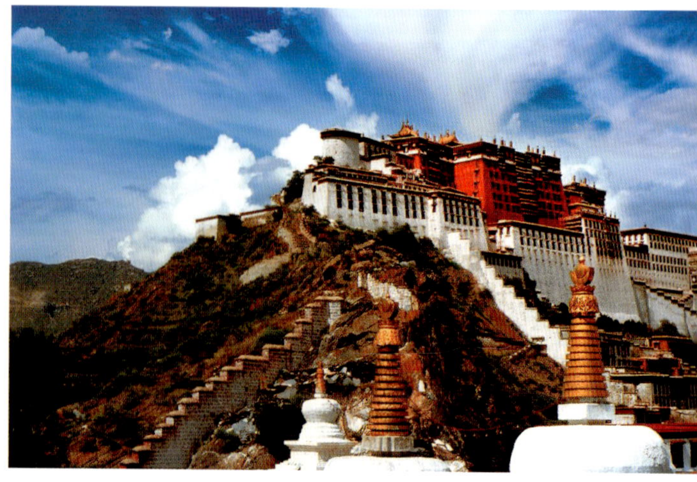

冬虫夏草是虫还是草?

冬虫夏草形态奇特，似虫似草。其实它并非“草”，而是蝙蝠蛾科昆虫的幼虫经真菌寄生僵化而成的复合体。冬虫夏草的生长过程颇为有趣：每年的春末夏初有一种鳞翅目蝙蝠蛾科的昆虫把卵产在土中，孵化出幼虫来。在秋末冬初，该幼虫正准备潜入地下过冬时，却被一种叫冬虫夏草菌的真菌感染。冬虫夏草菌钻进虫体内，长出芽管，吸取营养，萌发菌丝，在土中菌丝体慢慢地把幼虫吃得只剩下表层皮。到了次年春天，从幼虫头部长出细短棒状的子座，并不断向地面伸出。夏至前后，子座会像“小草”一样露出尚未融化的雪面，把虫体连同子座一起掘出即是“冬虫夏草”。很多中药书都有记载：“冬季为虫，夏季为草”，故而得名。清代本草学专著《本草从新》中描写道：“冬在土中，身活如老蚕，有毛能动，至夏则毛出土上，连身俱化为草”。

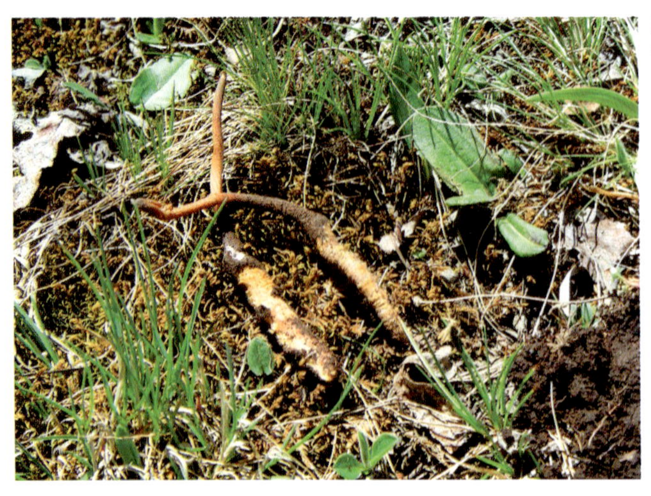

刚采挖后的
冬虫夏草虫体及子座

冬虫夏草的正式学名

冬虫夏草是麦角菌科真菌冬虫夏草菌*Cordyceps sinensis*（Berk.）Sacc.寄生在蝙蝠蛾科昆虫幼虫上的子座及幼虫尸体的复合体。Cordyceps sinensis源于希腊文，cordyceps的含意为“棒头菌”，sinensis意为“中国产”。

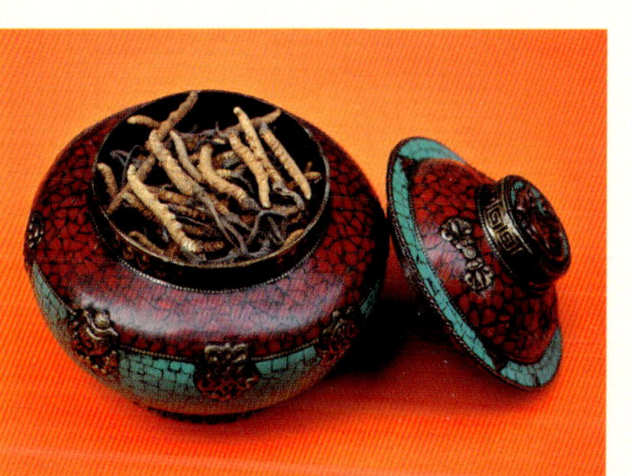

西藏野生冬虫夏草药材

虫草不等于冬虫夏草

虫草是指虫草菌感染寄生主昆虫幼体后，在自然地理环境下，虫草菌汲取虫体的营养生长出无数菌丝，逐渐交织在一起并形成菌丝体，继而从昆虫的头部窜出，形成的子座。

世界上虫草菌有数百种，可供虫草菌寄生的昆虫有数十种之多。而且，不同的虫草菌寄生在不同的昆虫上，形成各式各样的虫草。据报道，现在世界上虫草有380多种，中国、印度尼西亚、斯里兰卡、日本、澳大利亚是虫草产量最多的地区。法国、美国、墨西哥、加拿大、新西兰、加纳、俄罗斯、荷兰、肯尼亚等国，也生长有不同品种的虫草。目前，中国有60多种虫草，如蝉花虫草、蛹虫草（北冬虫夏草）、亚香棒虫草、半翅目虫草、蚂蚁虫草、古尼虫草、珊瑚虫草、粗糙虫草、黄蜂虫草、大团囊虫草、香棒虫草、冬虫夏草等。冬虫夏草是虫草的一种，是举世公认药用价值最佳的虫草，目前世界上只有在中国青藏高原海拔3,500米~4,700米的高山寒区，才有条件生长出冬虫夏草，故虫草并不等于冬虫夏草，要注意区分。

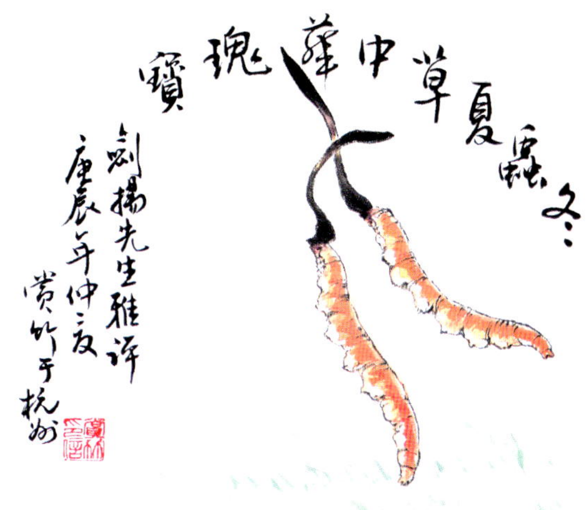

冬虫夏草的应用历史

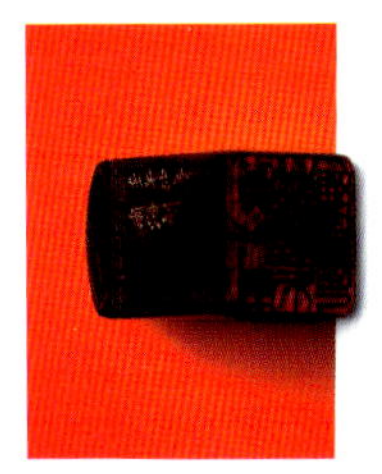

冬虫夏草，藏语称为“雅扎滚布”。在现存最早的藏医药学经典名著公元8世纪的《月王药诊》中，就有“雅扎滚布”的记载，称其能“治肺部疾病”。可见早在公元8世纪，藏医对冬虫夏草的药性与主治已有了认识，并且冬虫夏草当时已成为藏医的常用药物。

随着藏汉文化的不断交流，药用冬虫夏草的经验也传入了中原地区，并被中医认可和应用。公元1757年，清代名医吴仪洛在《本草从新》卷一中，详细记载了冬虫夏草的性味功效，称其“甘平保肺，益肾止血，化痰，已劳嗽”。著名的本草学家赵学敏的著作《本草纲目拾遗》卷五中记载：“冬虫夏草，一物也。冬则为虫，夏则为草，虫形似蚕，色微黄，草形似韭，叶较细。羌俗采为上药，功与人参同。” 其后，《黔囊》、《文房肆考》、《四川通志》、《本草图说》等数百部古药书中都记载了冬虫夏草。

中国把冬虫夏草作为药材出口到国外的历史比文字记载的更加悠久。从明代中期1400年~1465年间就有人将冬虫夏草从浙江传到日本，并在贵族中广泛食用。1723年欧洲的传教士把从中国西北采到的冬虫夏草带到法国。1843年，英国真菌学家鼻祖Berkeley经过研究，发现中国的冬虫夏草乃是一种虫草属子囊菌寄生于虫草蝙蝠蛾幼虫上所形成的，Berkeley给其定名为Sphaeria sinesis Berk.。1878年，意大利学者Saccardo将中国产的冬虫夏草的学名修定为*Cordyceps sinensis (Berk.)* Sacc.，这个学名得到学术界的认可，一直沿用至今。冬虫夏草的研究从此在国外得到重视，中国的冬虫夏草也开始驰名于世。

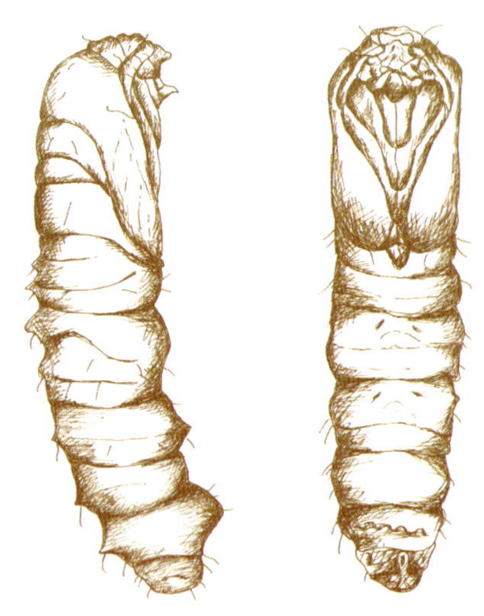

冬虫夏草的形态特征

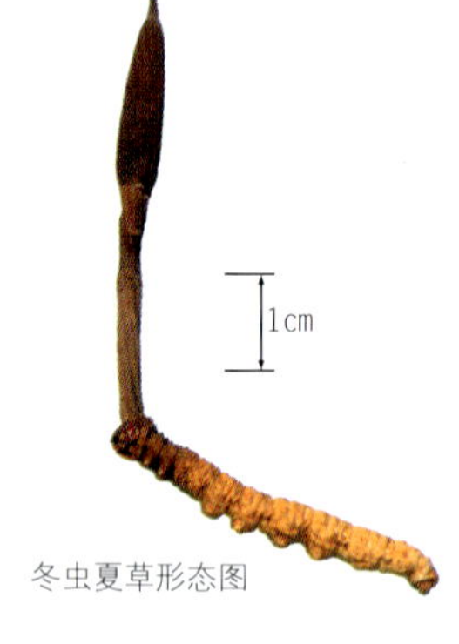

冬虫夏草形态图

冬虫夏草由虫体与从虫头部长出的真菌子座相连而成。虫体似蚕，表面深黄色至黄棕色，粗糙，背部有多条横生的皱纹，称为环纹，近头部的环纹较细，头部红棕色，足8对，中部4对较明显；质脆，易折断，断面略平坦，内心充实，淡黄白色，周边呈深黄色。子座细长圆柱形，弯曲，下部略粗，上部稍膨大，表面深褐色至棕褐色，有细纵皱纹；质柔韧，断面类白色。气微腥，味微苦。

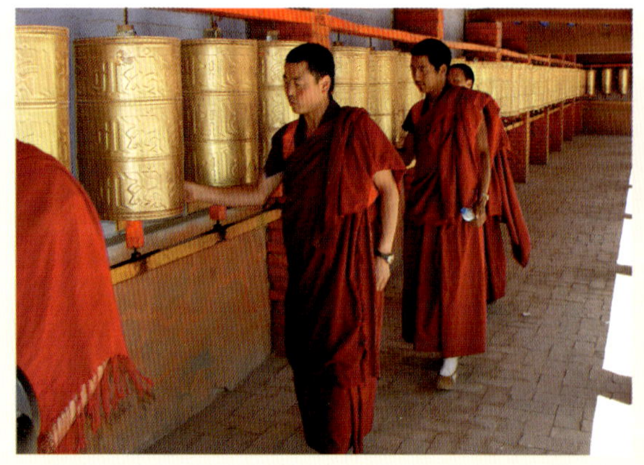

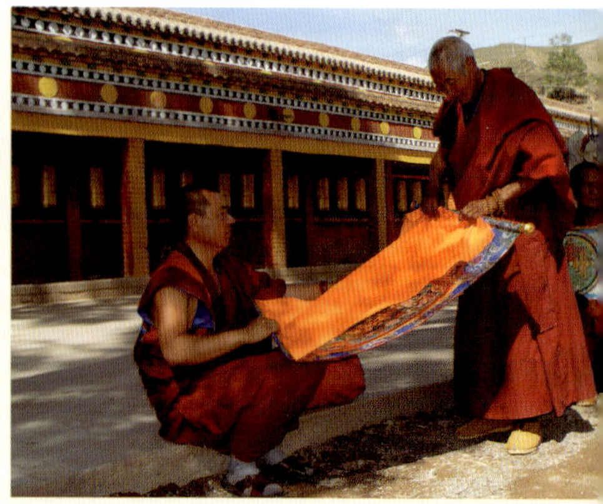

冬虫夏草的生长习性

冬虫夏草的寄主虫草蝙蝠蛾是一种喜地温的昆虫，一般生长于海拔3,000米以上的高山草甸中。其幼虫活动区域的地面温度超过10℃，冬季有6个月时间在冰冻层中过冬；它对土壤温度适应能力较强，以含水量在49%~60%的土壤最为适宜。幼虫主要采食小灌木黄芪和金腊梅，人工饲养时适用胡萝卜、马铃薯喂养。冬虫夏草的子座于前一年的9月已在地下形成，第二年5月出土，6月中下旬子座头部逐渐肥大，形成子囊果和子囊孢子，直到8月中下旬和9月初子囊孢子才成熟。成熟的孢了从子囊果顶部开口弹射出来；阴雨天气，弹射出的孢子在土表很快萌发长出芽管。萌发的孢子随雨水渗入土层中，遇到蝙蝠蛾幼虫即浸入其体内。菌丝在幼虫体内吸取养分，逐渐成长，直至幼虫全身充满菌丝而死亡，最后从幼虫头部长出细长如棒球棍状的子座，从而完成一个生殖周期。可见冬虫夏草的完全形成，前后大约需要30多个月。

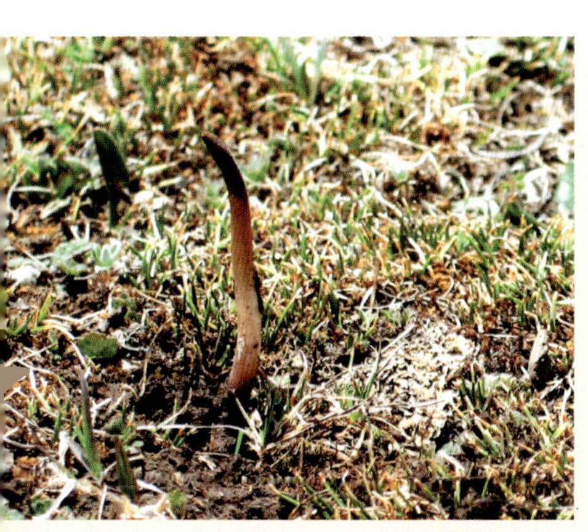

冬虫夏草的生长状态

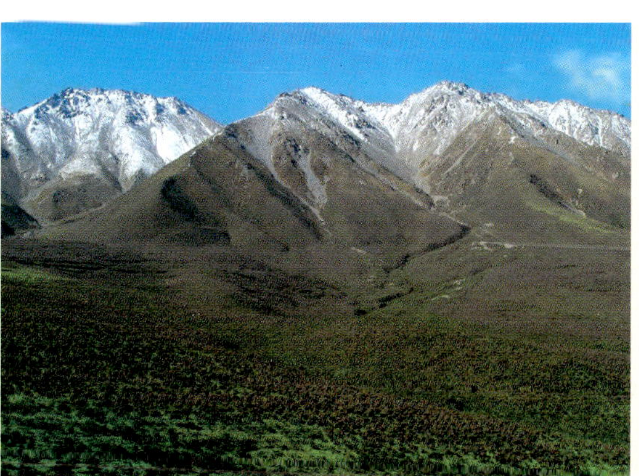

冬虫夏草的生长环境

冬虫夏草人工菌丝体

随着各国对冬虫夏草的需求量日益增加，天然冬虫夏草的产量已远远满足不了市场需求，发展虫草人工栽培和深加工产业势在必行。人工培育冬虫夏草已成为当今合理保护和利用冬虫夏草这一稀有珍贵药用资源的重要措施之一。冬虫夏草人工菌丝体就是用人工配制的组合培养基通过发酵培养生产出的冬虫夏草人工培育品，供药用或用于制作保健产品。

冬虫夏草人工菌丝体的培养方法是在发酵罐中放入由鲜冬虫夏草分离获得的虫草菌，以及必需的液体培养基，通入无菌空气，充分搅拌，提供给虫草菌丝体呼吸需要的氧气，促使菌丝繁殖，从而获得虫草菌丝体。

科学研究表明，采用发酵工艺培养的冬虫夏草菌丝体，其化学成分、药理作用及临床效果与天然冬虫夏草基本一致，可以作为天然冬虫夏草的代用品，用于保健领域。

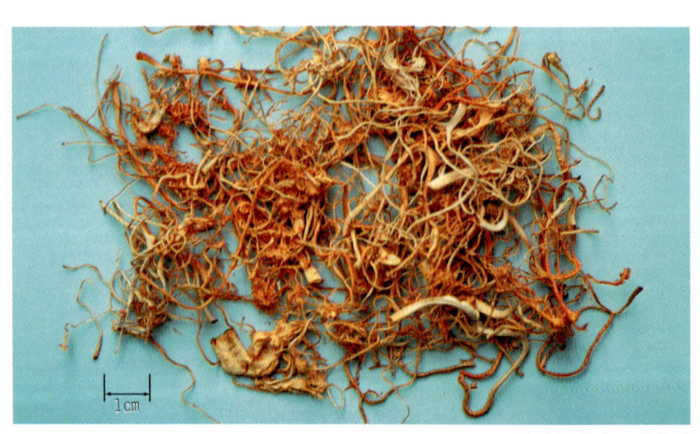

冬虫夏草人工菌丝体

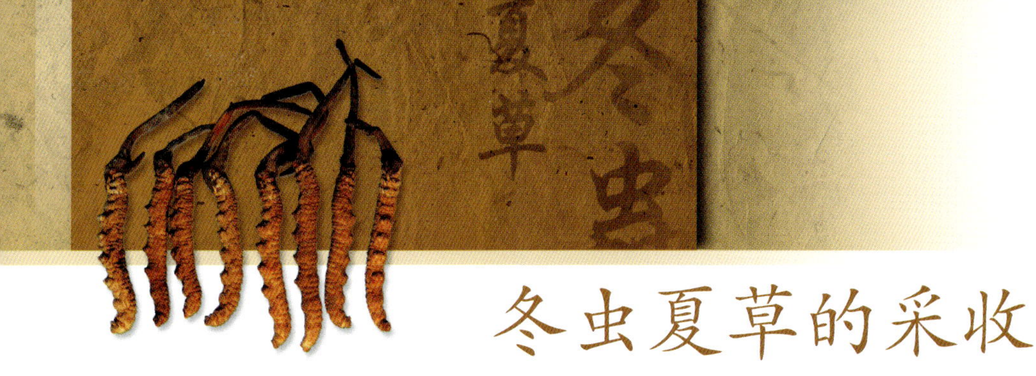

冬虫夏草的采收

初夏的青藏高原，风光特别迷人。

勤劳、善良、淳朴的藏族同胞，带着帐篷、干粮，翻山越岭来到人迹罕见的高原无人区，扎营暂住，风餐露宿，开始了他们每年一次艰辛而兴奋的冬虫夏草采挖之旅。

传统风俗

根据传统，在采挖之前，藏民会到寺庙祈福，并请喇嘛向天祷告，感谢上天赐予他们贵重的虫草，并由喇嘛感受天地的启示，继而指示他们到底应向哪个方向开始采挖虫草。此后，藏民便会毕恭毕敬地离开，开始依从上苍启示的方向寻找虫草。据说如果不依喇嘛指示的方向采挖虫草，藏民家中的牛羊便会死光。要知道牛羊是藏民的财产，所以不依指示，后果很严重。现在这种风俗已渐渐淡化了。

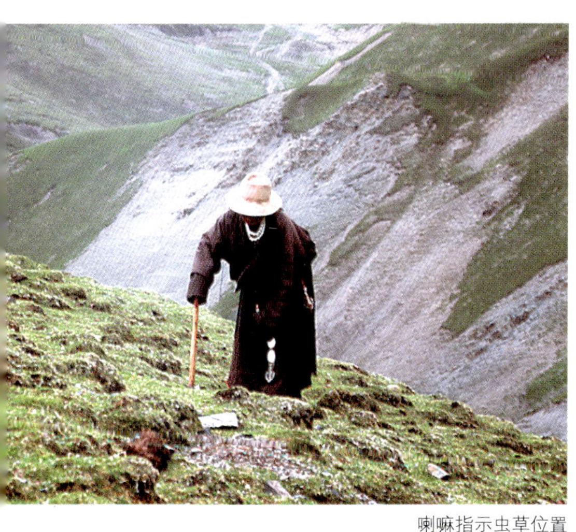

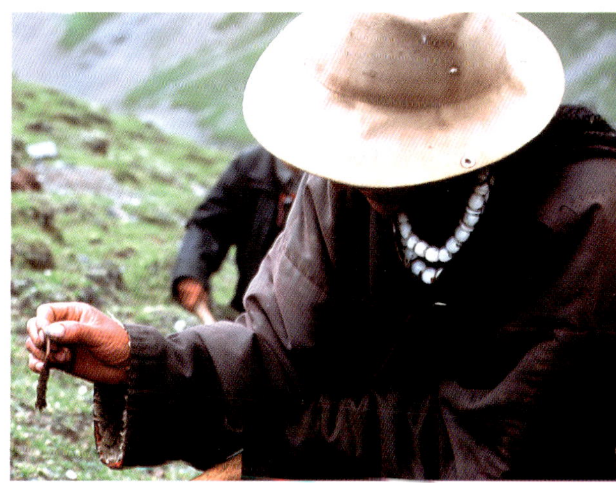

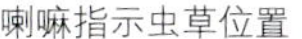

喇嘛指示虫草位置

采收环境

冬虫夏草出自藏语“雅扎滚布”，“雅扎”意“夏草”、“滚布”意“冬虫”，按春夏秋冬排列，也称夏草冬虫，现在人们习惯叫冬虫夏草或虫草，已是约定俗成。自古冬虫夏草出西藏，有虫草的地方就有藏民。

冬虫夏草生长的生态环境独特，在海拔3,500米~5,000米的高山草甸，那里气候严寒，昼夜温差大，山坡地势迂回，土层深厚湿润，土壤疏松肥沃，富含有机质。冬虫夏草常见于灌草丛甸的高山顶部阳坡、半阳坡和分水岭两侧。冬虫夏草所生长的牧区没有工业分布，不受环境污染。

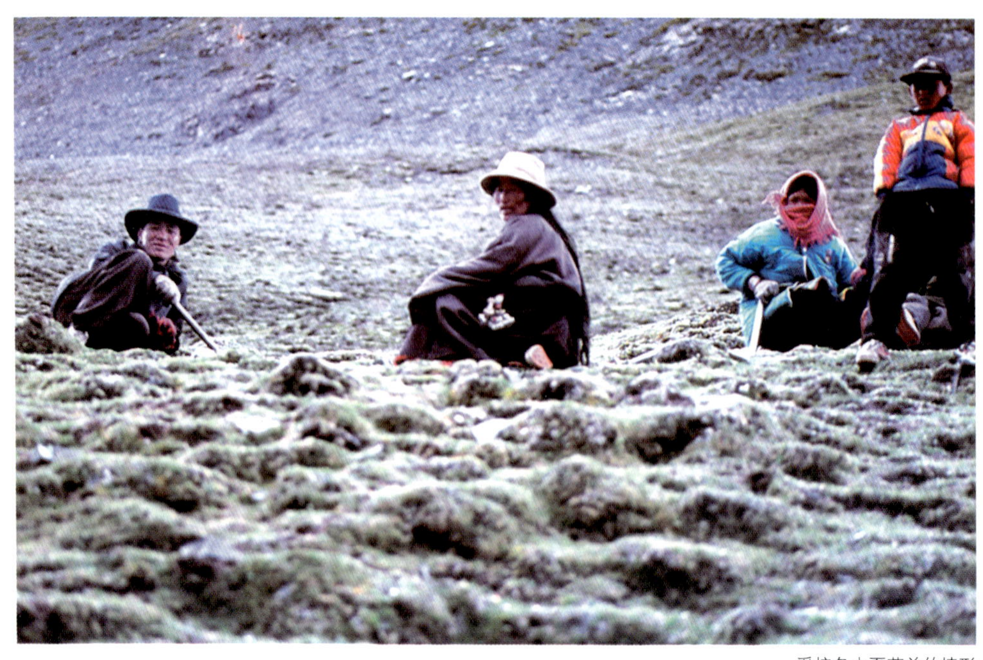

采挖冬虫夏草前的情形

采收过程

每年4月中旬，由海拔较低的四川松潘地区一带开始，藏民跟着雪线走，雪融化到哪里，采挖虫草就到哪里。每个地区的采挖期约为10天~15天。冬虫夏草的产区包括云南、四川、甘肃、青海及西藏，以青海及西藏的产量最高，质量也较好。最迟的采挖地区是藏北的那曲地区一带，由每年6月下旬至7月中旬。由拉萨深入那曲的冬虫夏草产区，车程需要2天。冬虫夏草每个地区每年只采挖1次，并没有头期、二期之分。

天一亮，挖冬虫夏草的藏民就得冒着凛冽刺骨的寒风，伏在草丛中细心寻找冬虫夏草的踪影。海拔4,000米以上的青藏高原，除了那辽阔的草原，已经见不到树木。新挖到的冬虫夏草，外层裹着黑色的膜皮，剥开之后，就是淡黄色的鲜虫草，大约3公斤鲜货能出1公斤的干货。运气好的采挖者一天可以挖到一百多条，但一天找不到一条虫草的时候也有。

西藏的气候一天四季，高海拔，低气压，虫草产区生活条件差，荒山野岭，完全没有水电供应。水的沸点为80℃左右，靠烧干牛粪来煮食和夜间取暖。冬虫夏草产于藏区，做虫草贸易的很多是回族同胞(回民)，而虫草的终端消费多数集中在汉族聚集地，从而形成一条多民族友好往来的商业纽带。

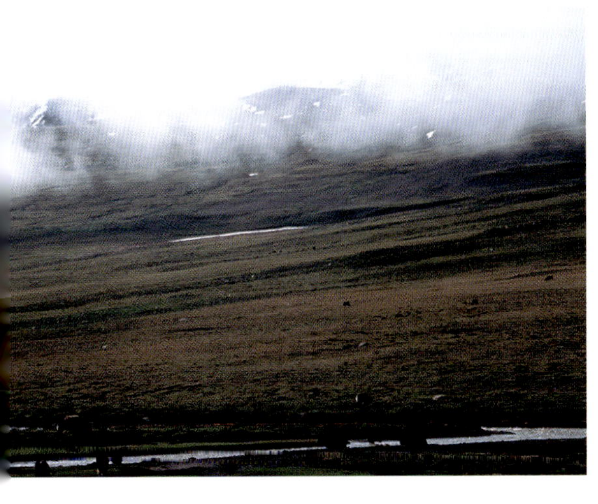

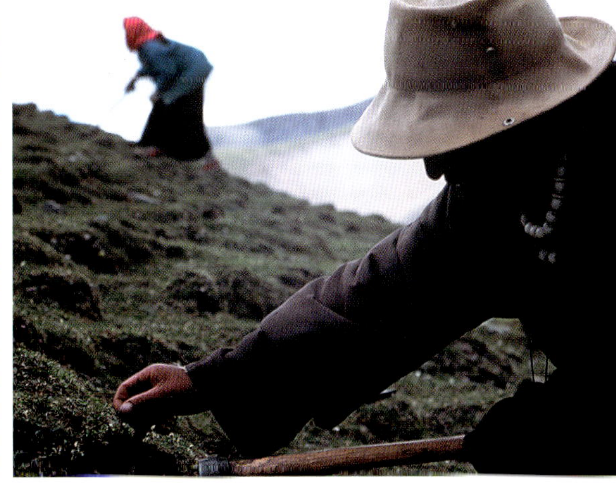

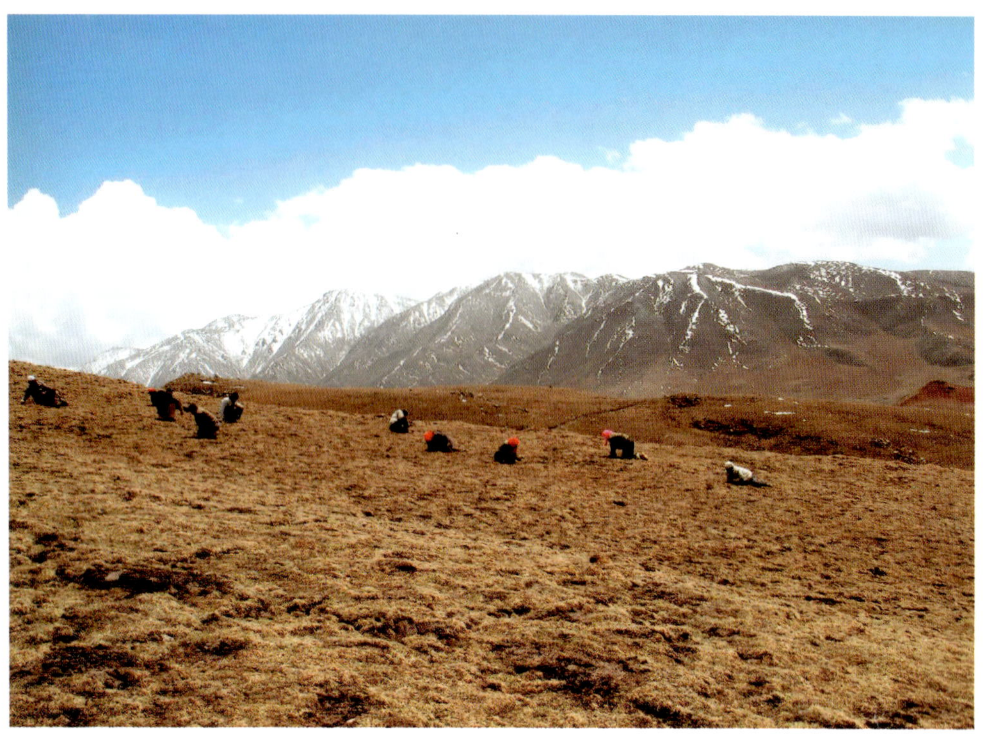

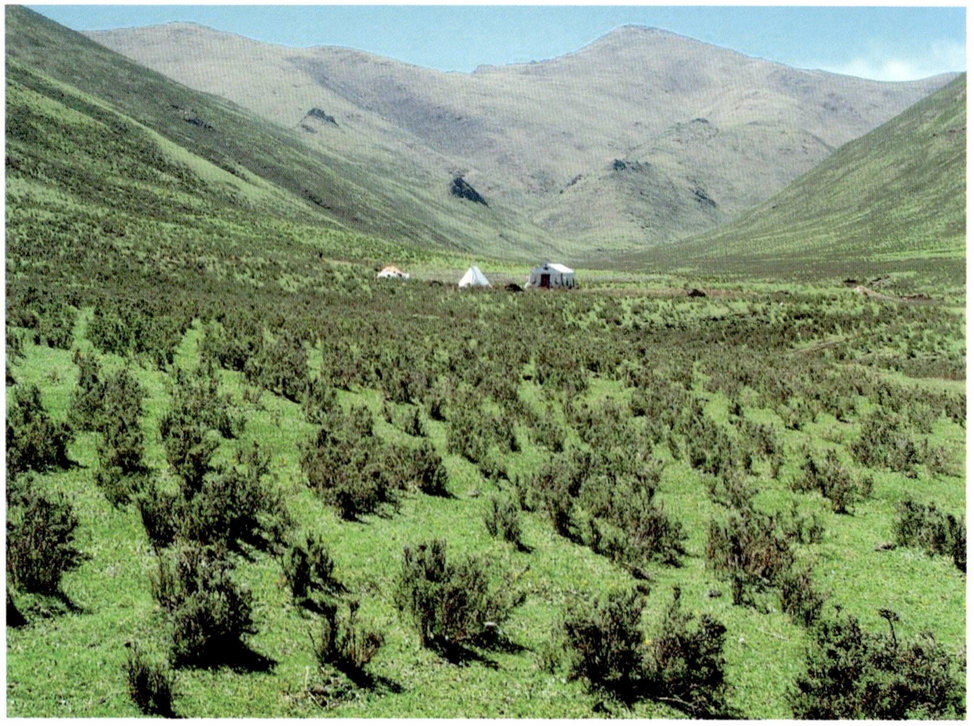

（上）初夏融雪后藏民采挖冬虫夏草的情形。（下）采挖冬虫夏草的藏民搭建的简易帐篷。

在冬虫夏草的产地，刚挖到的新鲜虫草就有收购者前往收购，一般以条论价，当地称这些收购者为“跑山的”。收购者收集到一定数量，再拿到集市以斤论价。交易者用衣服或毛巾盖住双方的手，以手指头讨价还价，旁观者无从知情。

冬虫夏草的年生产量，一般估计在70吨~100吨左右，但没有十分准确的统计数据，气候的变化如降雪量多少、气温高低及雨水多寡等，对产量有很大的影响。

近年来，西藏已有部分地区将草山分给藏民，因而出现包山的情况。有冬虫夏草的草山，每年定价，交给包山者。到采挖期，承包者雇人上山，每天付工钱（如2007年约30元一天），每挖到一根虫草再付2元的奖金。包山者还负责往返交通安排，搭建帐篷及提供伙食。但有些地方仍由当地藏民自由采挖。卖虫草的收入，对一部分藏民来说是一年之中十分重要的收入来源。如何合理利用开发保护虫草资源，提高产量，既为人类健康多做贡献，又为藏区民众增加收入，改善生活，是值得研究的课题。

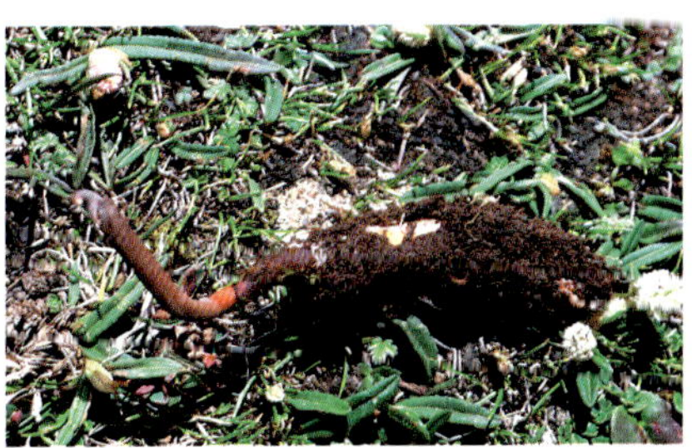

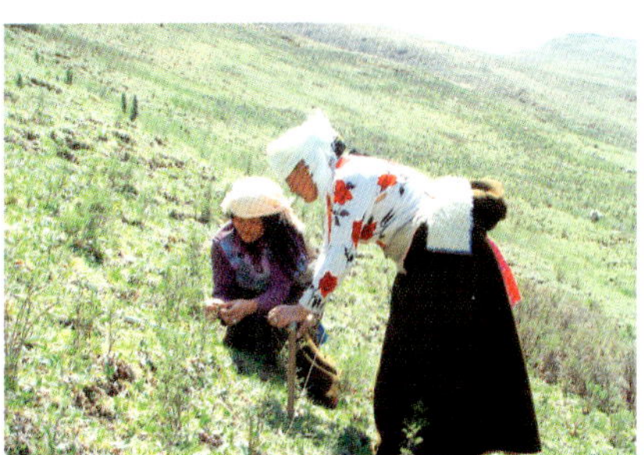

（上）野生冬虫夏草
（下）正在采收冬虫夏草的藏民

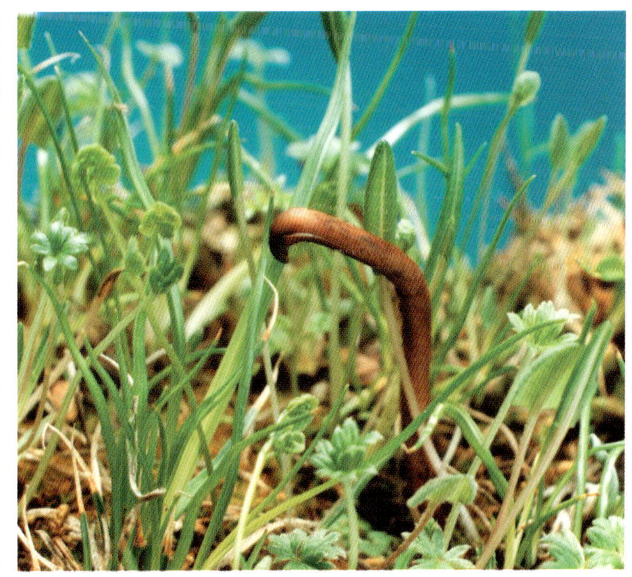

藏在草丛中的冬虫夏草

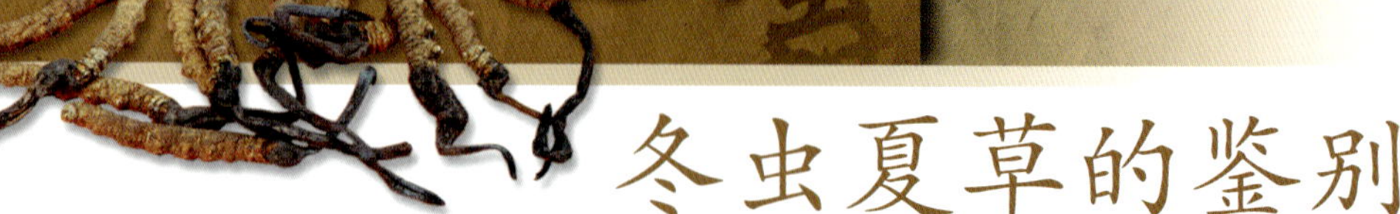

冬虫夏草的鉴别

冬虫夏草的产地，清代乾隆年间吴仪洛著的《本草从新》一书中有记载：“四川嘉定府所产最佳，云南、贵州所出者次之。”

据调查研究，目前冬虫夏草主要分布在青藏高原，主产于青海和西藏，以青海的产量最多，其次为西藏北部，此外，四川西部、云南西北部、甘肃南部也有少量分布。产于藏民居住区的称为“藏草”，质量较优；产于非藏民居住区的统称为“川草”，质量较次。青海省玉树地区的囊谦县和曲麻莱县所产的冬虫夏草个大、色黄、气浓，为中国所产虫草中之极品。

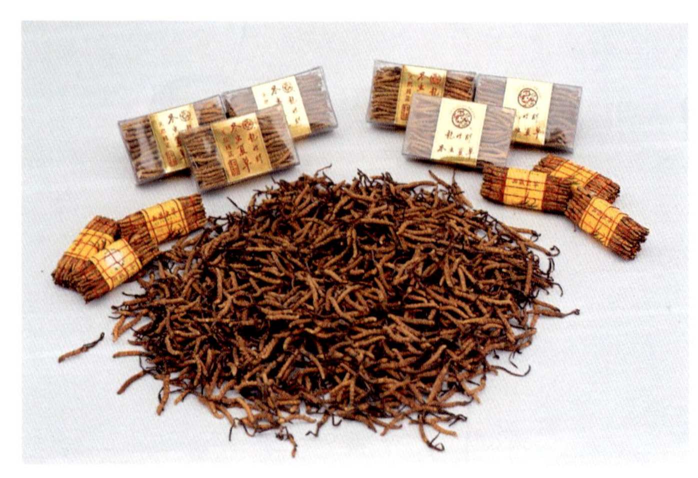

西藏野生冬虫夏草

冬虫夏草过去主要有三个集散地	
"炉草"	产于四川省巴塘、里塘等地，以打箭炉为集散地。
"灌草"	产于四川省松潘一带，以灌县为集散地。
"滇草"	产于云南西部，以昆明为集散地。
现在冬虫夏草按产地分为四川虫草、青海虫草、西藏虫草三类	
四川虫草	虫体较粗，大小不均，色暗，黄褐色，子座长。
青海虫草	虫体较粗，色泽金黄，子座短。
西藏虫草	虫体粗，色黄净，子座亦短。

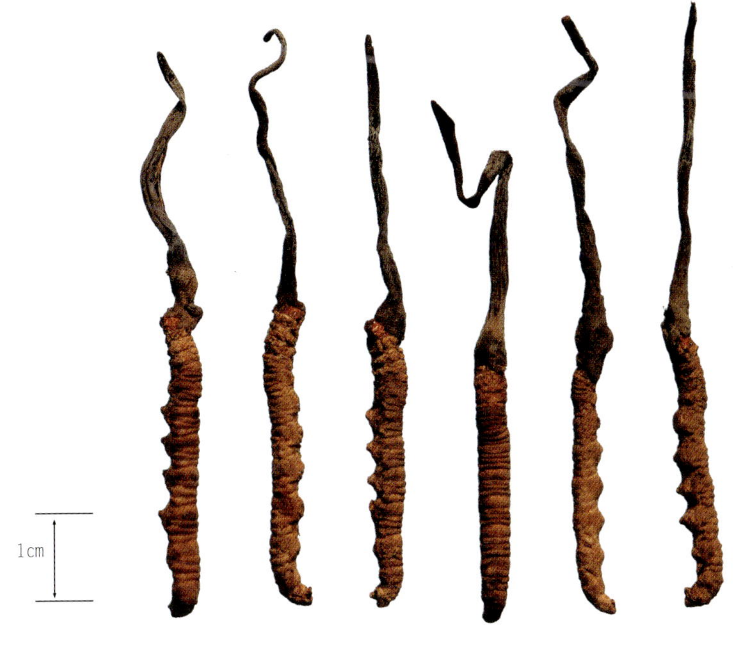

四川虫草

冬虫夏草常见的质量问题

冬虫夏草是中国特有的极珍贵的补益中药，其药用价值越来越受到各国人士的青睐，全球销售量日益增大，但是由于冬虫夏草生长的生态环境特殊、年产量有限，尤其受到自然灾害或人为因素的影响，产量逐年下降，造成市场上药源紧缺，供不应求。物以稀为贵，多年来冬虫夏草的市场价格居高不下，所以有很多不法商贩为牟求暴利，采取种种不仁不义的手段，弄虚作假、以假乱真，严重损害了消费者的利益。在此，列出辨别冬虫夏草真伪优劣的方法。

目前市场上冬虫夏草存在的质量问题有以下几种:

【用其他虫草掺假冒充】

广泛意义上的虫草，目前已发现有报道的有400多种，有冬虫夏草、亚香棒虫草、新疆虫草、凉山虫草、古尼虫草、阔孢虫草、香棒虫草、蛹虫草、珊瑚虫草、分枝虫草、金针虫草等。医学研究发现，冬虫夏草是世界上目前所知的对人体健康最有益的虫草，经临床和药理试验，有些虫草对人体健康基本无有益功效。一些不法分子常用野生于湖南、广西、江西、安徽等地的亚香棒虫草和凉山虫草等掺假，冒充冬虫夏草销售。

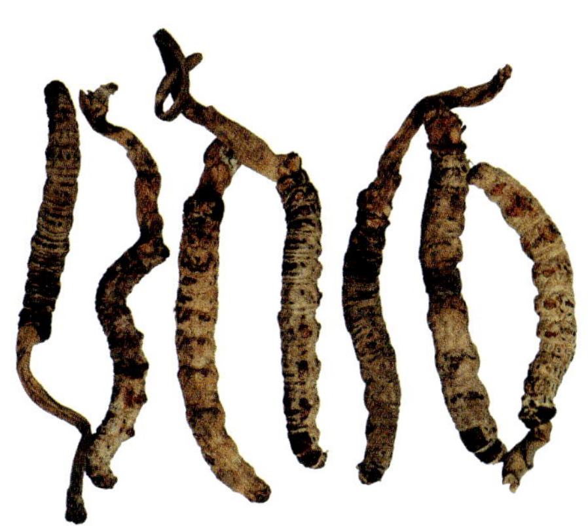
亚香棒虫草

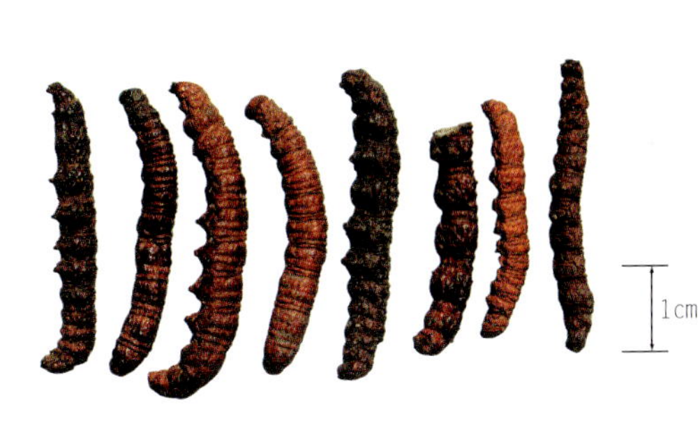

淀粉制作的假虫草（酷似）

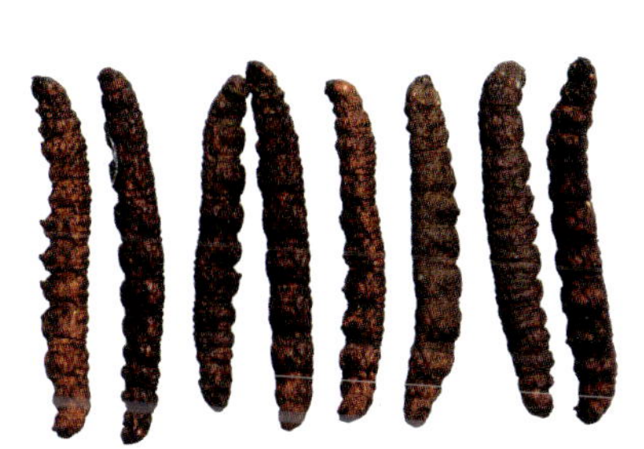
新疆虫草

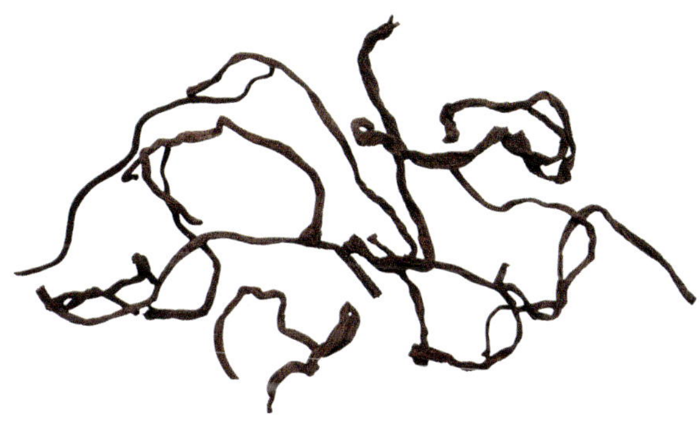
假冬虫夏草子座（经常混入工厂原料）

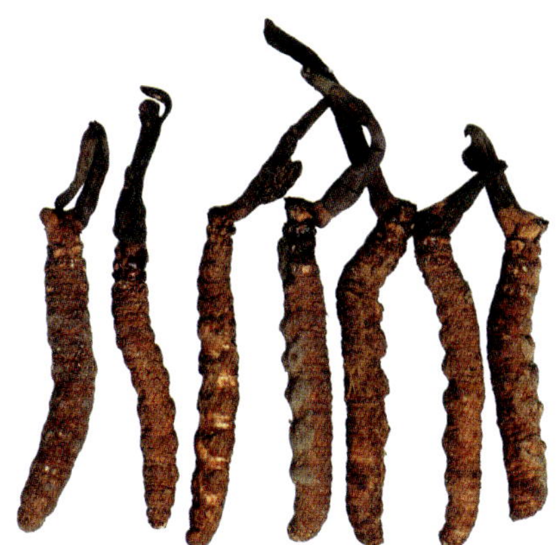
上色伪装成冬虫夏草的亚香棒虫草

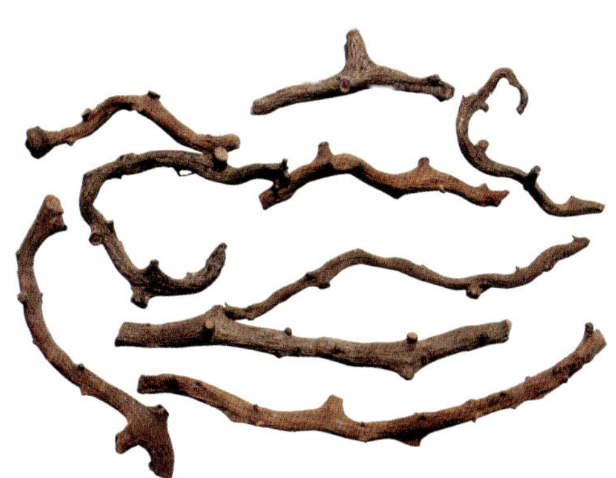
树枝做的子座

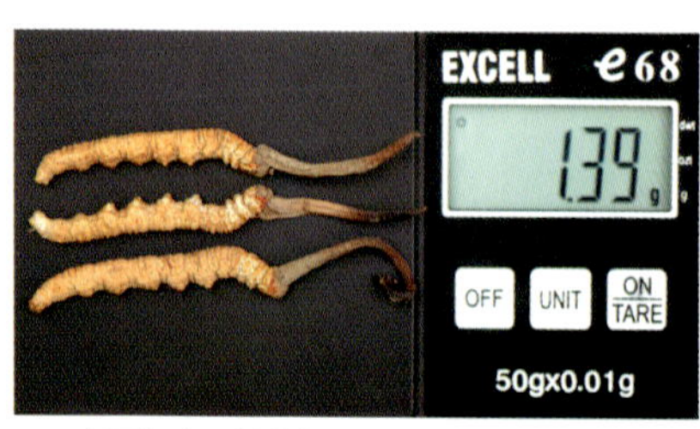

未添加金属粉的冬虫夏草，条子粗，重量轻

【人工制作假冬虫夏草】

用地蚕、地笋等植物的根茎改造成冬虫夏草的形状，或将面粉、玉米粉、石膏等材料加水后，用特制之假模具压模成形，然后上色晾干，冒充冬虫夏草销售。

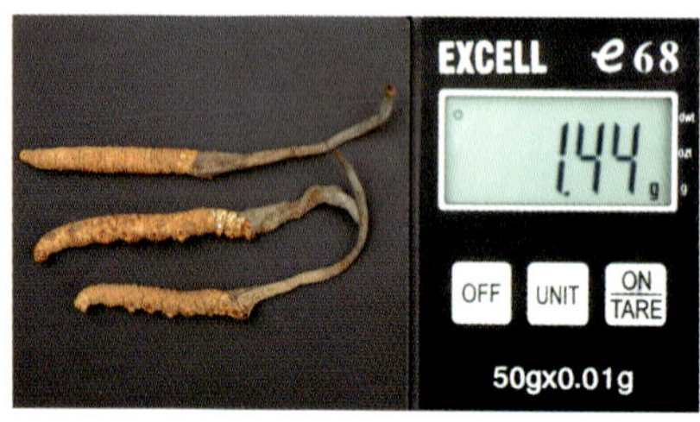

添加了金属粉的冬虫夏草，条子小、细，重量沉

【用人工发酵的菌丝体做成营养补品】

用人工发酵培养得到的冬虫夏草菌丝体做成营养补品，冒充冬虫夏草营养补品，两者虽然有些药理成分相似，但并不是同一种药物，价格相差很大。

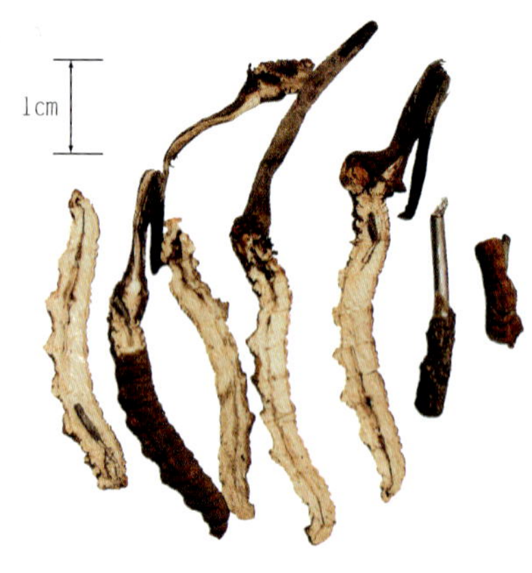

内藏金属丝的冬虫夏草

【掺有其他物质使其重量增加】

目前在中国内地一些药材专业市场可以见到，不法商贩为了使冬虫夏草重量增加而加入明矾或金属粉。由于明矾已经渗透到冬虫夏草内部，所以很难完全或绝大部分地除掉。明矾中含有大量对人体有害的铝离子，长期食用，可导致骨质疏松、小细胞低色素贫血、大脑神经中毒、儿童智力发育障碍、早衰及老年痴呆症等。

还有些不法商贩将冬虫夏草虫体掰断，再插入金属丝连接，以此增加重量，混杂在正常药材中而不易被发现。不法商家“加料”出售冬虫夏草，撒金属粉或用水银、铅等重金属加重，1公斤能“变”1.5公斤，而且卖相好，表面看不出来。经过检测，市场上某些冬虫夏草的铅含量超过国家粮食标准400多倍。

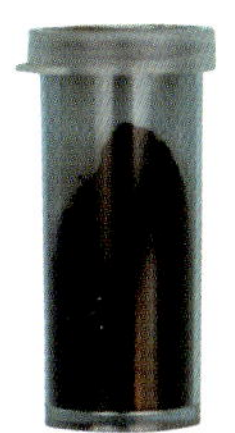

作为不法添加剂的金属粉

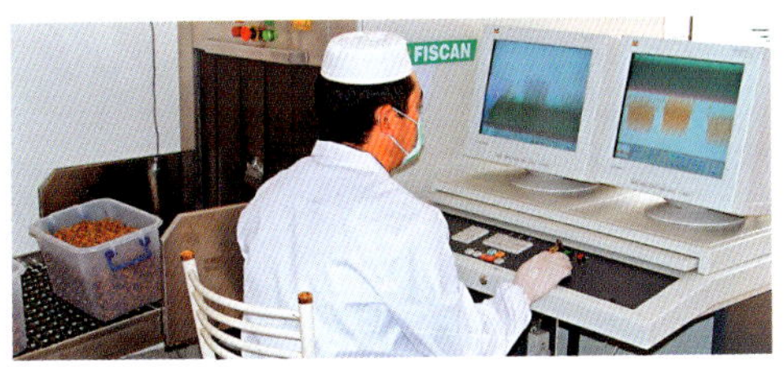

用于检测冬虫夏草添加重金属的多能量X射线安全检查设备

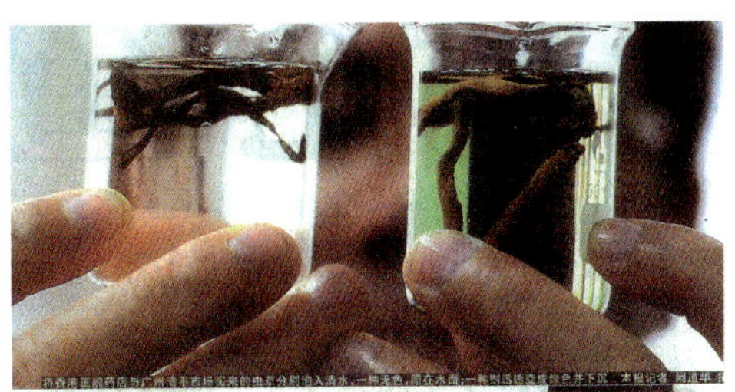

中大教授将市场买来的虫草送检，结果令人大惊

含铅超标400倍！虫草变“毒”草

药材市场异相追击

本报记者　孙朝方

铅含量超粮食标准400多倍

五分钟泡出一杯“怪色”水

天天药材煲汤怎知安不安全

添加重金属的冬虫夏草新闻报道

【将残缺不全的冬虫夏草接合】

由于市场上折断后的冬虫夏草价格比完整的冬虫夏草价格要低得多，故不少不法商贩用竹签或粘胶将残缺不全的冬虫夏草接合，伪装成完整的冬虫夏草来迷惑消费者。

【提取冬虫夏草有效成分后出售】

在市场上还见到一些空壳劣质虫草，是已经用酒浸泡，制取过虫草浸泡液，或已用水煎煮过，已严重失去药效成分。

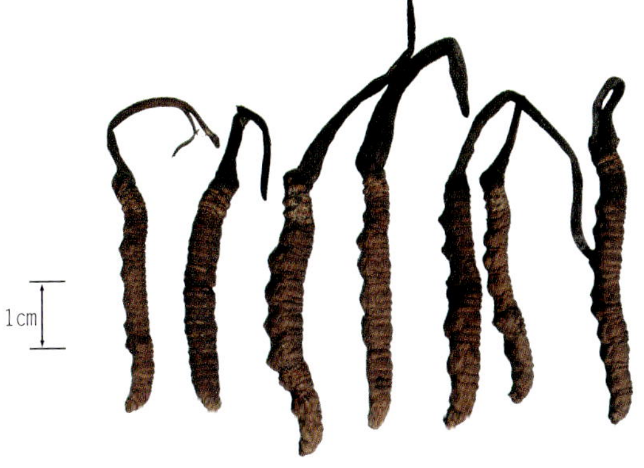

用胶水粘接的冬虫夏草

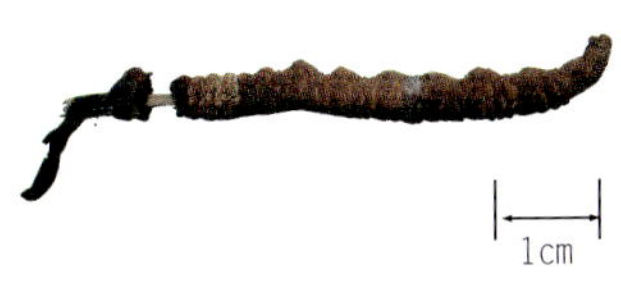

既有竹签又用胶水粘接的冬虫夏草

冬虫夏草购买须知

购买冬虫夏草主要考虑两个方面：一是价格，二是识别真假。

【价格】

影响冬虫夏草价格主要有以下五个方面：

规格：冬虫夏草商品通常以每千克所含条数划分规格，条数越少（即个体越大）则规格越高，不同规格的商品价格极其悬殊。如2000条/千克的虫草王和5000条/千克的小虫草价格差异在一倍以上。这个指标在购买的时候比较容易辨别。不过虫草规格的大小对功效影响不大，主要是送礼的时候样子好看。

产地：不同产地的冬虫夏草价格有很大差别。道地产区的冬虫夏草不仅规格普遍较大，外观颜色好，且其疗效也较好。西藏那曲与青海玉树是冬虫夏草最为著名的道地产区，两个地产的冬虫夏草虫体粗，子座短，色黄，商品性状较为美观，价格要高于其他产地的产品。但是消费者必须注意，并非所有西藏和青海产的冬虫夏草的价格都高，如西藏昌都和青海同德、同仁等地产的冬虫夏草价格就相对便宜。

干度：冬虫夏草晾干后干度一般能达到95%，刚上市的新虫草干度稍低。由于冬虫夏草的价格很贵，如果干度不够，不仅让消费者蒙受损失，而且买后贮藏时也可能会发生变质。

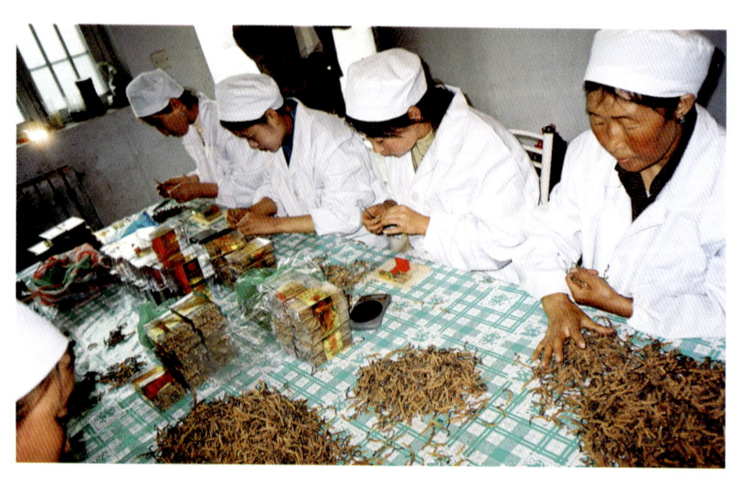

工人分装冬虫夏草的情况

颜色：正宗的冬虫夏草颜色是黄色、棕黄色或咖啡色，久贮后颜色会越来越深，慢慢变黑。此外，不同产地的冬虫夏草颜色亦有差异，如那曲产者多为棕黄色，玉树产者则为金黄色，因此，消费者在购买时一定要注意加以区别。

断草的数量：因为冬虫夏草在采挖、加工和运输过程中不可避免会有部分折断，一般产地居民在采收加工过程中，会把折断的冬虫夏草以竹签连接起来。断草不可避免，但是断草越多，其价格就越低。

【性状鉴别】

选购和鉴别冬虫夏草，要记住“一看二闻三尝四切”。

一看：主要是看色泽和形状。色泽上，冬虫夏草的草头（子座）颜色呈枯枝的颜色，即深棕色至棕褐色，断面为黄白色；虫体有的为金黄色，有的为深黄色，有的呈现深黄色发黑，断面淡黄白色，充实，无纤维状。掺了明矾的产品，表面有一层乳白色结晶物。若不慎买了掺明矾的劣质冬虫夏草，可用温水

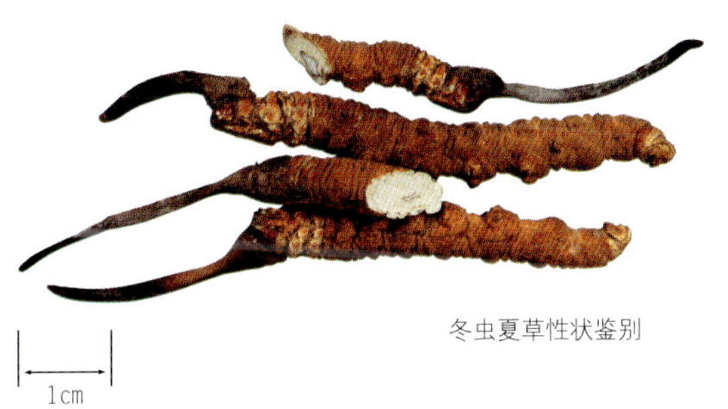

冬虫夏草性状鉴别

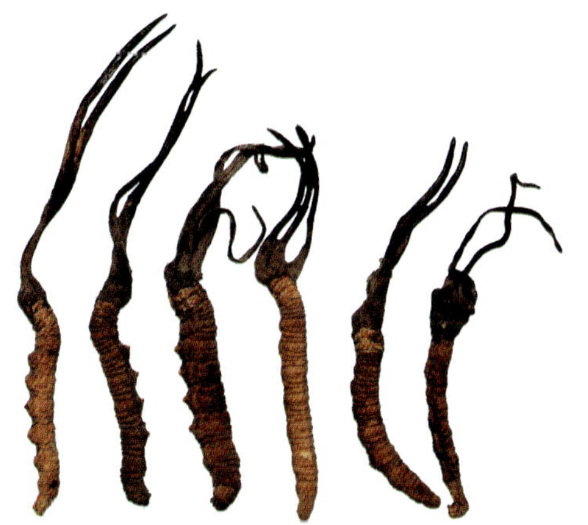

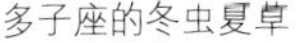

多子座的冬虫夏草

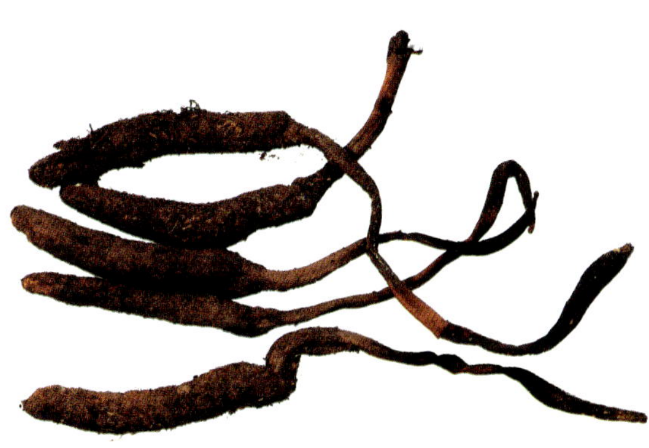

未剥去皮膜的冬虫夏草

浸泡约2分钟后，用新牙刷轻刷每一条冬虫夏草表层，然后用自来水冲洗3次。

形状上，以完整、虫体肥壮、外色黄亮、内色黄白、子座短者为佳。具体的有个十六字诀：

1. 上草下虫：外形既有虫又有草，虫与草连成一体。子座从虫体头部长出，基部常将虫体头部包被。虫体和草的长度比例约为1：1~1：1.5。

2. 虫实草空：虫体质略松而硬脆，内心充实，被菌丝体所填充，断面略平坦，微有弹性，中间可见黑褐色略呈"V"字形的裂隙(为昆虫幼虫的消化道)。而子座断面类白色，多中空。

3. 虫有纹足：虫体似蚕，长3~5厘米，粗3~8毫米，表皮呈黄色至黄棕色，头部红棕色。有环纹20~30条，近头部环纹较细。腹面有8对足，以中间4对较为明显，近头部3对不太清晰，近尾部1对隐约可见。

4. 草顶膨大：草即为子座，正品冬虫夏草的子座单一，长4~7厘米，基部直径1.5~4毫米，向上渐细，顶端稍膨大，深棕色至棕褐色，表面有微细的纵纹。

二闻：闻香气，潮湿的冬虫夏草在密封后打开，闻起来有比较浓的如同草菇、香菇的香气；干燥后，闻起来有淡淡的草菇、香菇的香气。若嗅出明显的硫磺气味，则是熏硫(俗称打磺)的结果，服用熏硫的冬虫夏草对健康有害，应避免购买。

三尝：正品冬虫夏草嚼之味微甘，无其他异味，如有淀粉味、酥油味或苦涩味等，则为伪品或掺假。

四切：切主要是检测柔韧度。草头和虫体潮湿的时候，质地柔软。干燥的时候，草头质地干脆，易断，断面无纤维感；虫体质地坚韧。有些断裂虫草不仅会以小竹签连接，甚至有以小铁丝连接者，购买时即使不能折断检查，也要注意掂量，依其重量做粗略判断，否则会蒙受很大损失。有些不法商人为使冬虫夏草色泽亮黄，会用重金粉等染色，检查方法为：将冬虫夏草在白纸上擦拭，若有黄色脱落，则为染色虫草。

【显微鉴别】

虫体横切面：表皮有6~30微米的刚毛，体壁层较厚，有侵入的菌丝，其内为相互交织的菌丝，中间有多角状的内脏残迹。

子座横切面：子囊壳近表面生，子囊壳基部陷入子座内，先端突出于子座之外，卵形或椭圆形。有不孕顶端（不孕子囊壳的部分），长约15~55毫米。

粉末显微鉴定：棕褐色。虫体组织碎片呈规则多角形，淡黄色或黄棕色，有时隐约可见许多黑褐色的表皮斑纹，上面可见附着的菌丝。菌丝众多，细长，白色，分枝或不分枝，密集交叉成团或断裂成节。子座柄部组织外壁块呈不规则方形、长方形，由许多细长的菌丝组成，菌丝排列紧密。囊壳呈黄色，半透明状，子囊细长。油滴多见，刚毛较少。

目前市场上冬虫夏草的等级规格不甚统一，一般按每公斤的条数来定，如一公斤2000条以内为一级，2500条以内为二级，2800条以内为三级，3000条以内为四级，4000条以内为五级，5000条以内为六级等。有些是根据冬虫夏草的大小、重量和外观冠以不同的等级名称，如小选、选装、特选、王级、顶级、双顶、贡品、极品等不同规格。

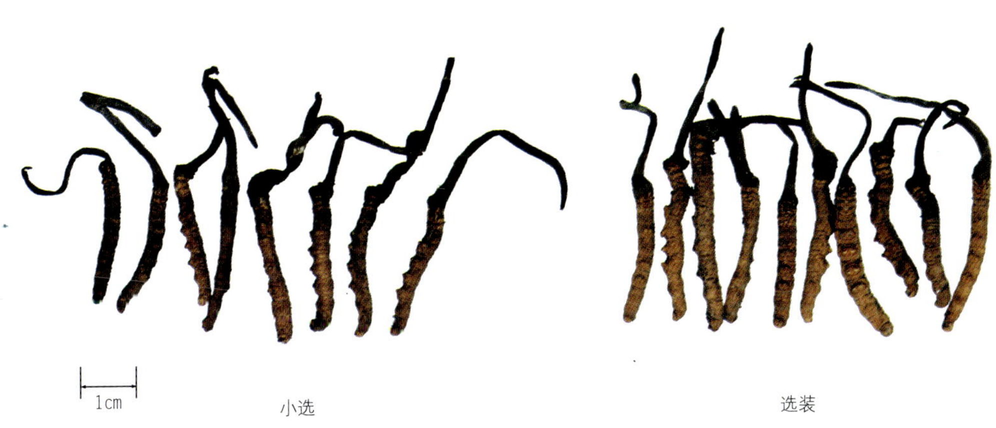

小选　　　　选装

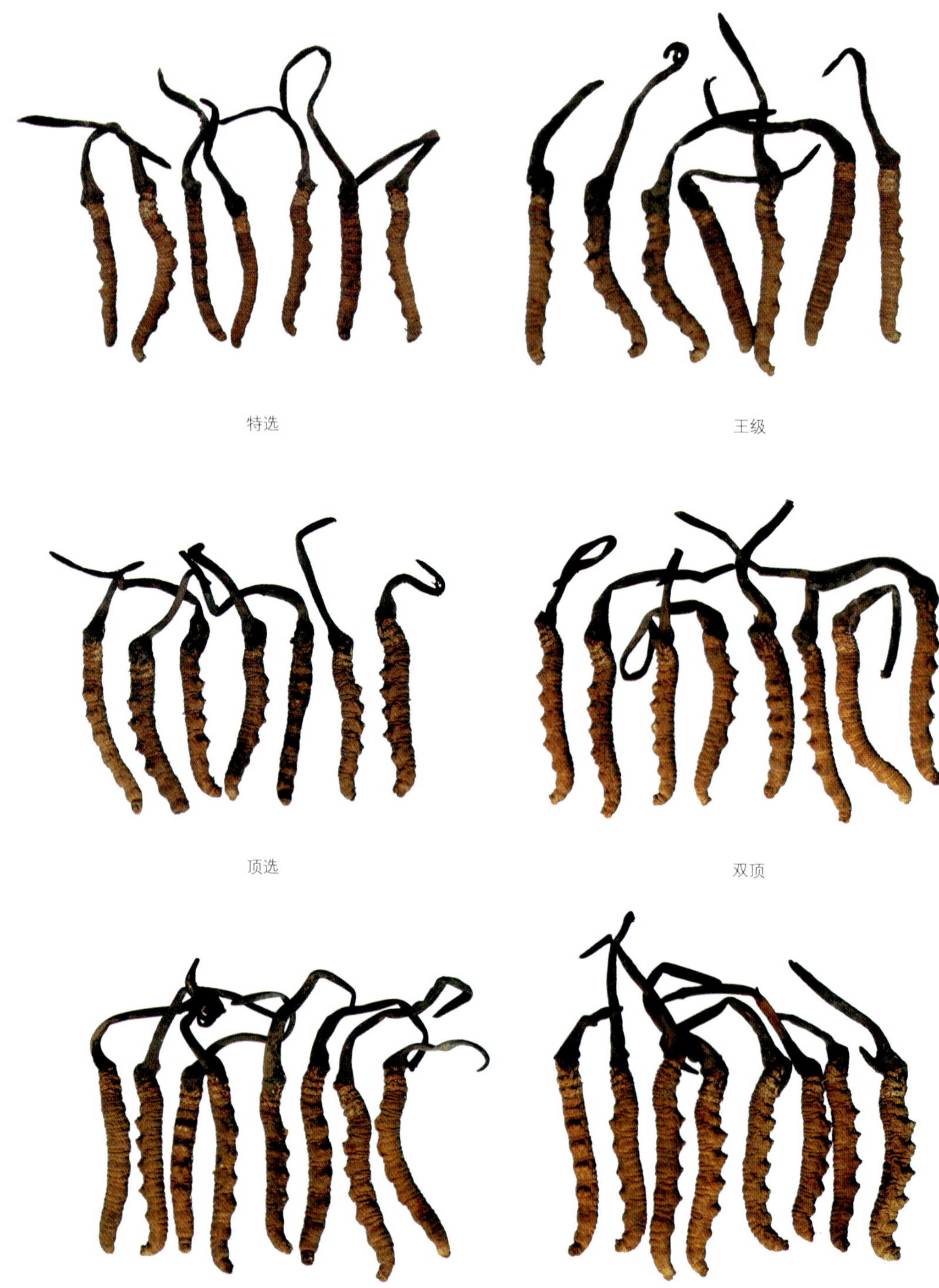

特选

王级

顶选

双顶

贡品

极品

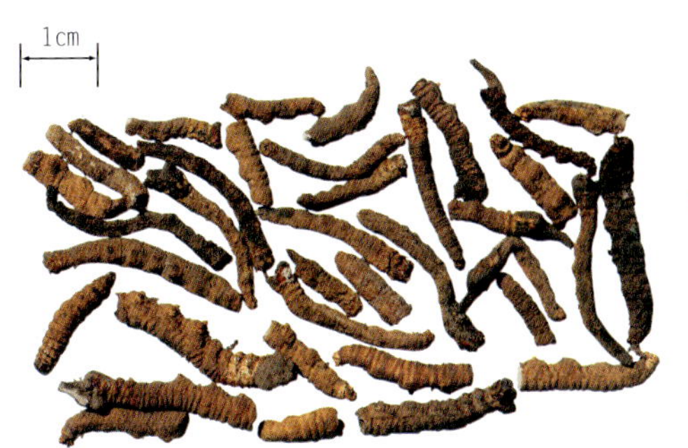

肉节（工厂原料，将其与子座混合磨粉用）

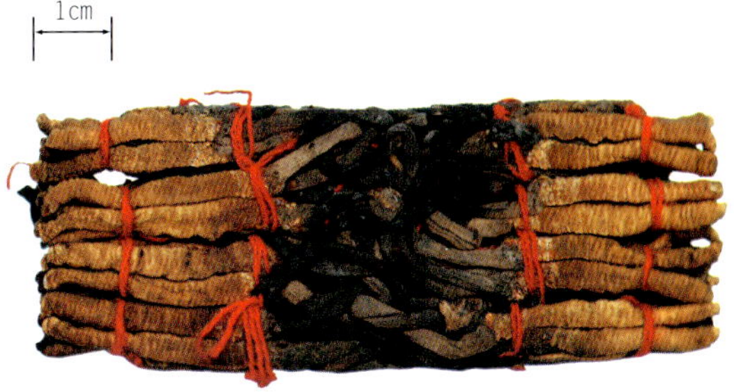

整装的冬虫夏草（用硫磺熏过）

以往虫草并不以每条的大小分等级，一直到2001年因国家保护资源，令冬虫夏草价格上涨过一次。后来，冬虫夏草开始分等级。到了2003年SARS爆发，人们发现虫草可提升免疫力，加上国家经济起飞，虫草的价格又翻一番。那时"虫草王"大概是每两港币2,500元，到了2005年，"虫草王"价格稳步上扬至港币3,000元一两。2007年5月"虫草王"价格又翻了一番至港币5,000元一两。

2007年是冬虫夏草价格狂涨的一年，在香港，大条虫草7月份的零售价每司马两（37.8克）超过1万元，比黄金价格还贵；更有甚者，在中国内地有标价达人民币418元1克的虫草。虫草已经被"神化"了，是否物超所值，也就见仁见智。

【冬虫夏草价格变化表】

时间	1982	1995	2003	2005	5/2007	7/2007
虫草王价格（HK$/1两）	100	300	2500	3000	5000	10000

伪品冬虫夏草的认知

【亚香棒虫草】（霍克斯虫草）

来源于麦角菌科霍克斯虫草（亚香棒虫草）*Cordyceps hawkesii* Grag寄生在鳞翅目昆虫幼虫的子囊菌，由虫体和头部长出的子座组成。

形状与冬虫夏草相似，长3~4厘米，直径3~5毫米，背面环纹明显，腹部有足8对，中部四足不明显，表面灰黄色或灰褐色。头部有棕黑色光亮的硬壳。质较实，断面灰白色，菌座自头部的上面或侧边长出，灰褐色，有细小皱纹，顶端稍膨大，有时顶端有分枝。气味淡，无草菇香气。

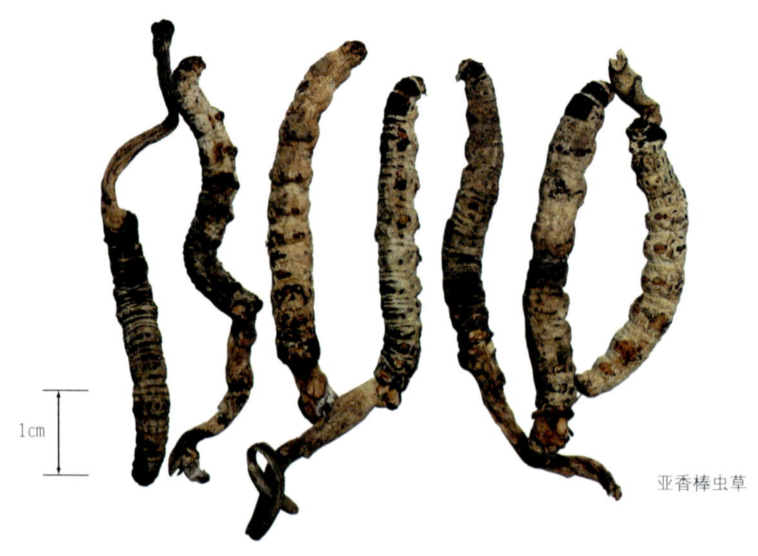

亚香棒虫草

【凉山虫草】

来源于凉山虫草菌*Cordyceps liangshanensis* Zang, Liu et Hu寄生在鳞翅目昆虫幼虫的子座与幼虫尸体的复合体。外形似冬虫夏草而粗大，长约4厘米，直径5~9毫米，表面被棕色至棕褐色绒毛，绒毛脱落处可见紫褐色角皮，有环纹9~12个。头部红褐色，腹部有足约10对。子座多分枝或单生，长达30厘米，圆柱状，褐色或黑褐色，顶端具不孕性角尖。质坚脆，易折断，断面黄白色。气微腥，味淡。

【蛹虫草】（北冬虫夏草）

来源于麦角菌科真菌蛹草菌*Cordyceps militaris*（L.）Link的子座与虫体的联合体。虫体似蚕蛹，表面黄褐色，有6~7个不明显环节，子座长2~5厘米，直径3~5毫米，柄部多弯曲，有细纵纹。

【地蚕】

来源于唇形科植物地蚕 *Stachys geobombycis* C. Y. Wu的肉质根茎。纺锤形，两端略尖，长1.5~7厘米，直径3~7毫米，稍扭曲，无子座；表面黄至黄棕色，略皱缩，具4~15环节，节上可见点状芽痕和须根痕。质坚脆，易折断，断面类白色。气味淡，味微甜。

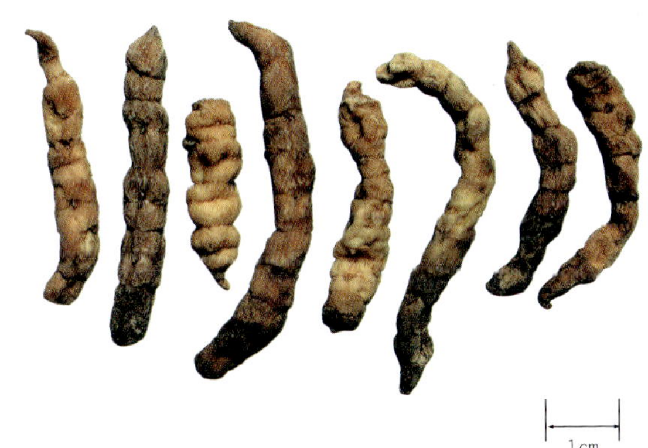

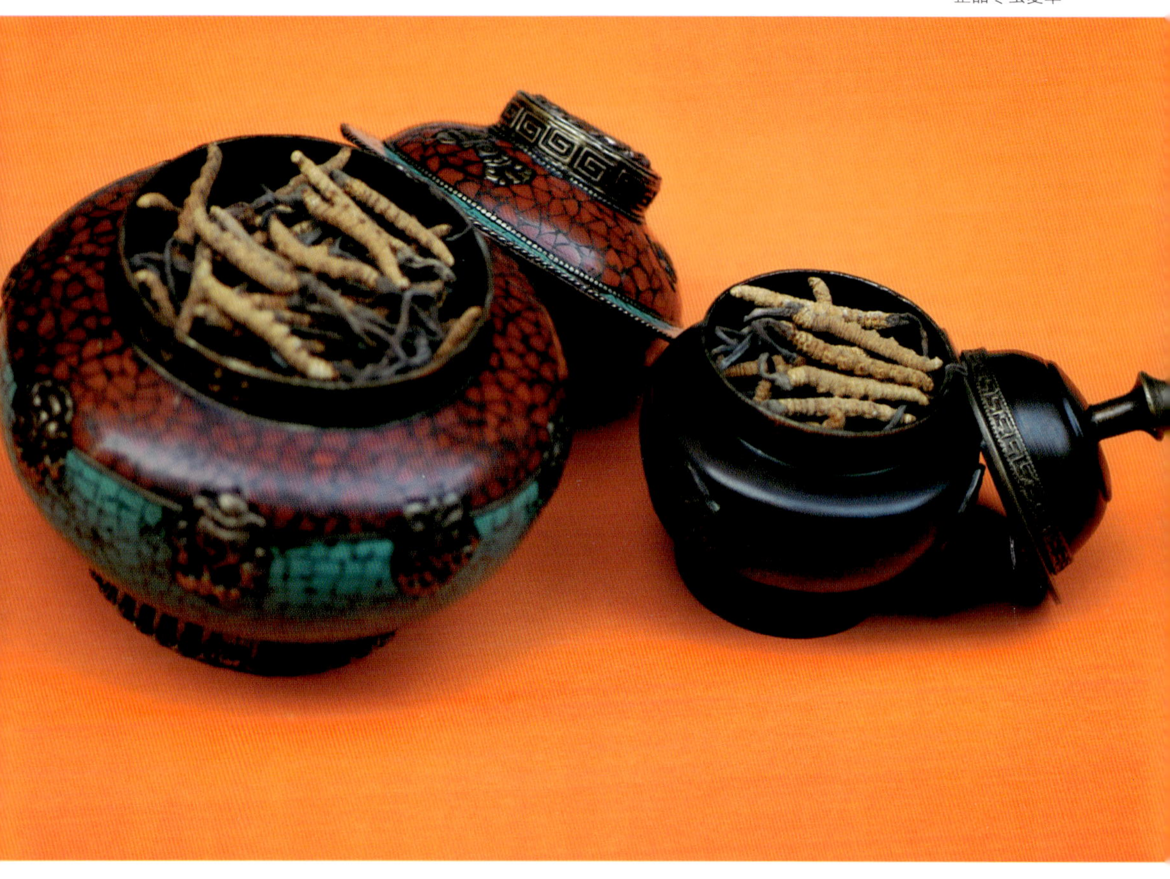

【草石蚕】（地蚕、甘露子、宝塔菜、广西虫草、土冬虫草）

来源于唇形科植物草石蚕*Stachys sieboldii* Miq.的干燥根茎。产于广西。根茎呈纺锤形，两端略尖，长1.5~4厘米，直径3~7毫米，无子座。表面黄白色至棕黄色，皱缩不平，有凹陷，具2~10个环节，略似蚕茧，节上可见点状芽痕及根痕。质坚脆，易折断，断面粉性，白色，有一浅棕色形成层环，环内有4个棕色小点。气味淡，味甘，有黏性。

【僵蚕】

来源于蚕蛾科昆虫家蚕*Bombyx mori* L．4~5龄的幼虫感染（或人工接种）白僵菌*Beauveria bassiana*（Bals.）Vuillant而致死的干燥体。本品略呈圆柱形，多弯曲皱缩。长2~5厘米，直径5~7毫米。表面灰黄色，被有白色粉霜。断面平坦，外层白色，中间有4个亮棕色或亮黑色丝线环。

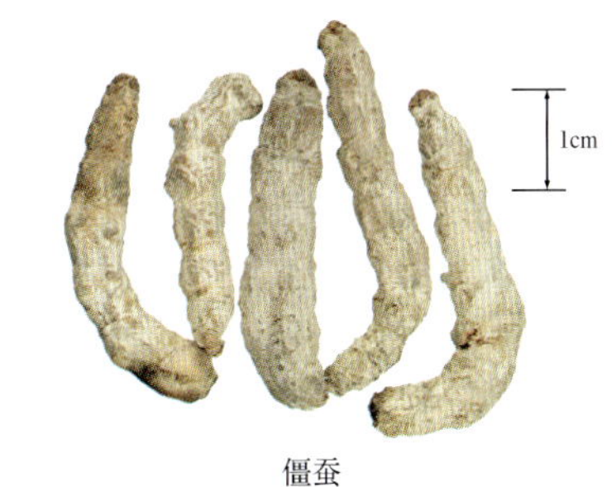

僵蚕

【人工伪制虫草】

用黄豆粉或生粉、石膏、色素等模压加工而成，外形和色泽似冬虫夏草，但质地坚实，硬脆，断面粉白色，虫体光滑，环节明显。表面颜色是人工染成的，用水浸润颜色脱落并且变软。久嚼粘牙，气味淡。

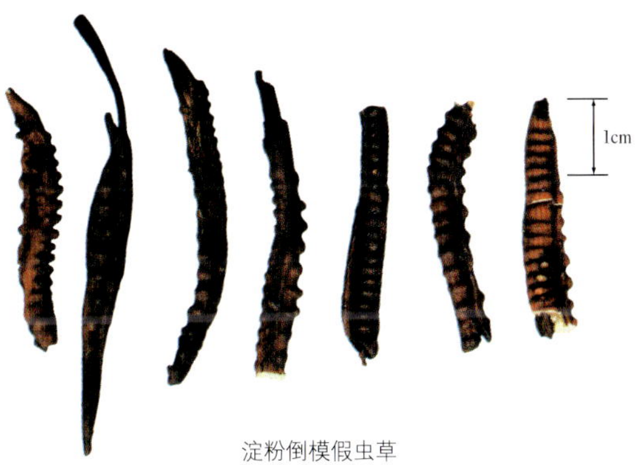

淀粉倒模假虫草

【正品冬虫夏草掺伪】

掺异物

将断裂或人为折断的冬虫夏草虫体用铜丝、铁丝、竹签等从虫体内部穿起来连接成完整虫体。既可以次充好，又可增加重量，仔细观察可发现。

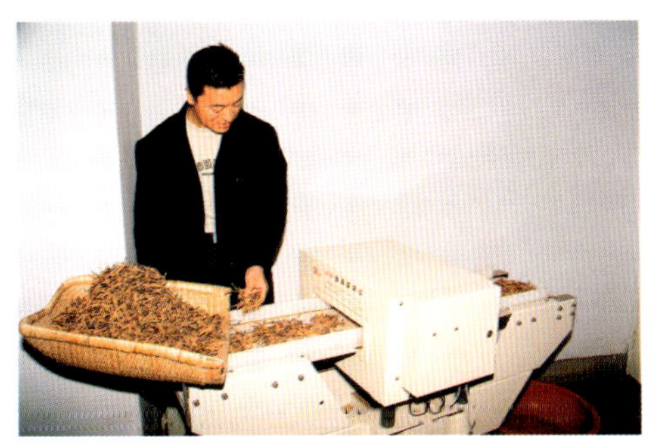

未掺假的冬虫夏草

掺糖

将冬虫夏草喷淋浓糖水后再干燥。仔细观察可见其表面有闪亮结晶，口尝味甜。

掺盐

将冬虫夏草喷淋浓盐水后再干燥。口尝味咸，无草菇香气。

掺土

将冬虫夏草放入加有粘合剂的细土混合浆中蘸一下，拿出晒干，使其表面粘有细土，或将褐色的土加粘合剂，粘在冬虫夏草的头部。

失去有效成分

将冬虫夏草有效成分提取后，干燥，冒充正品冬虫夏草。该品虫体较硬，闻之无草菇香气。

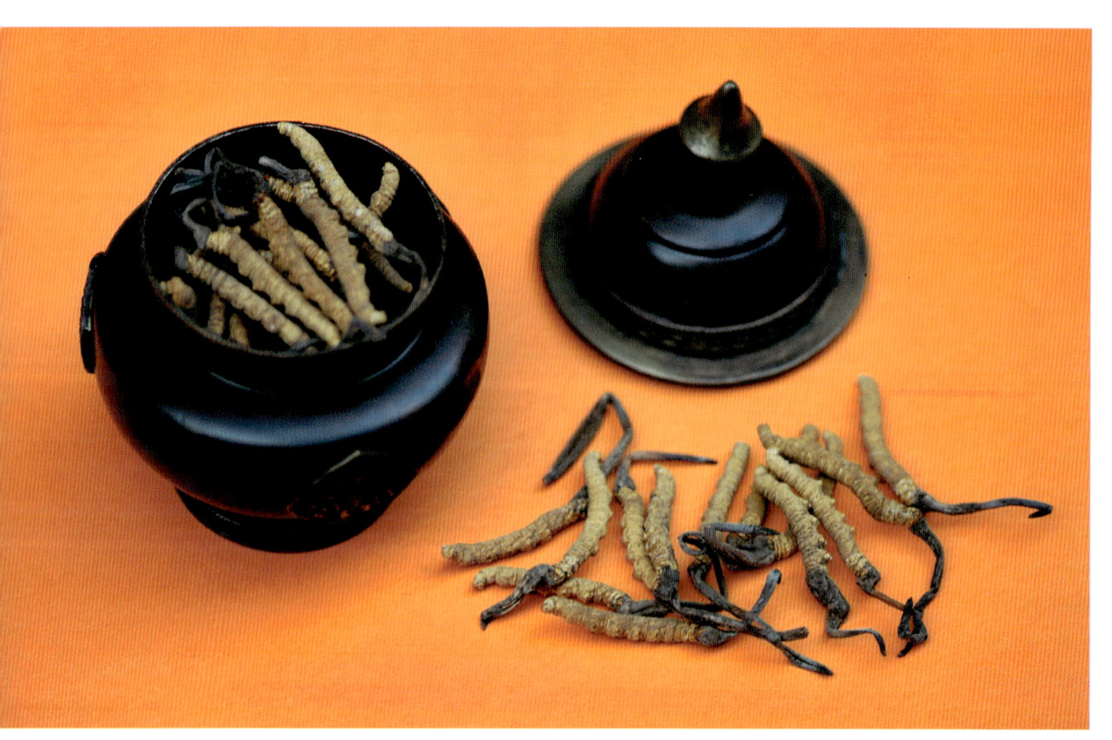

正品冬虫夏草

正品和含掺杂物冬虫夏草的检测

香港浸会大学中医药研究所对市面上3个不同等级的冬虫夏草及掺杂物冬虫夏草样本进行了分析研究。

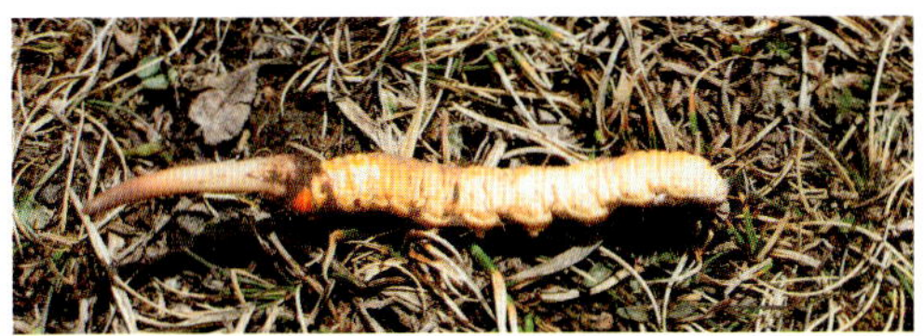
野生冬虫夏草

【不同等级冬虫夏草的检测分析】

通过感应耦合等离子体质谱分析法(ICP-MS)分析样本中重金属、有毒元素及其他元素含量如下：

元素	含量（毫克每公斤，mg/kg）			
	样本1	样本2	样本3	文献记载
	王级 冬虫夏草A	特级 冬虫夏草B	选级 冬虫夏草C	一般冬虫夏草 元素含量 *
砷(Arsenic)	20	8.1	6.5	1.9
铝(Aluminium)	580	1100	1200	940
锑(Antimony)	0.037	0.049	0.044	0.016
镉(Cadmium)	0.062	0.051	0.085	0.084
铬(Chromium)	4.9	2.2	2.5	5.1
铜(Copper)	12	13	11	9.2
铁(Iron)	490	810	990	1000
铅(Lead)	0.50	0.51	0.71	3.6
汞(Mercury)	0.066	0.057	0.068	0.0019
锡(Tin)	0.038	0.055	0.080	4.2

* 表示仅作参考

【中国香港、中国内地及文献记载对各种金属元素的含量标准】

元素	含量（毫克/公斤，mg/kg）			
	香港		内地	文献记载一般冬虫夏草元素含量 *
	食品	中药材	中药材	
砷(Arsenic)	0.5	2	2	1.9
铝(Aluminium)	–	–	–	940
锑(Antimony)	1	–	–	0.016
镉(Cadmium)	–	0.3	0.3	0.084
铬(Chromium)	–	–	–	5.1
铜(Copper)	–	–	20	9.2
铁(Iron)	–	–	–	1000
铅(Lead)	6	5	5	3.6
汞(Mercury)	0.5	0.2	0.2	0.0019
锡(Tin)	230	–	–	4.2

* 表示仅作参考

按联合国粮食及农业组织／世界卫生组织的建议，砷的每周可容忍摄入量暂定为每公斤人体体重可摄入15微克。假定一名体重60公斤的成年人一次进食10条王级冬虫夏草A样本1，摄入砷量为每公斤人体体重0.83微克。如要超过食用标准，该成年人须于一周内食用180条冬虫夏草A样本1或450条冬虫夏草B样本2，才会有生命危险。

【含掺杂物冬虫夏草的检测分析】

同等级冬虫夏草及含掺杂物冬虫夏草样本重量比较:

比较项目	样本1	样本2
	冬虫夏草	含掺杂物冬虫夏草
数量	42	8
样本平均重量（克）	0.24	0.47
重量范围（克）	0.12 ～ 0.43	0.34 ～ 0.59

含有掺杂物的冬虫夏草样本（样本2）平均重量增加196%。

【腺苷、甘露醇及虫草多糖】

通过高效液相色谱法（HPLC）及紫外光分光法（UV）分析后样本中腺苷、甘露醇及虫草多糖含量如下:

成分	含量（%）	
	样本1	样本2
	冬虫夏草	含掺杂物冬虫夏草
腺苷（Adenosine）	0.018	0.010
甘露醇（d–Mannitol）	5.4	4.7
虫草多糖（Polysaccharide）	2.7	2.2

【重金属、有毒元素及其他元素】

通过感应耦合等离子体质谱分析法（ICP-MS）分析后样本中重金属、有毒元素及其他元素含量如下：

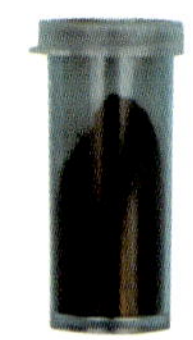

作为不法添加剂的金属粉

元素	含量（毫克每公斤，mg/kg）				
	样本1	样本2	样本3	文献记载冬虫夏草元素含量	掺杂后冬虫夏草内元素增加比率（%）
	冬虫夏草	含掺杂物冬虫夏草	怀疑作掺杂用途的黑色粉末（见上图）		
汞（Mercury）	0.057	120	620	0.0019	210,000
铬（Chromium）	23	280	12	5.1	1,200
铅（Lead）	1.1	13	–	3.6	1,200
锑（Antimony）	0.060	0.28	0.15	0.016	470
锡（Tin）	0.14	0.64	1.1	4.2	460
铁（Iron）	1,100	2,400	750	1000	220
铝（Aluminium）	1,500	2,700	–	940	180
铜（Copper）	17	31	31	9.2	180
镉（Cadmium）	0.089	0.15	0.58	0.084	170
砷（Arsenic）	5.1	6.7	17	1.9	130

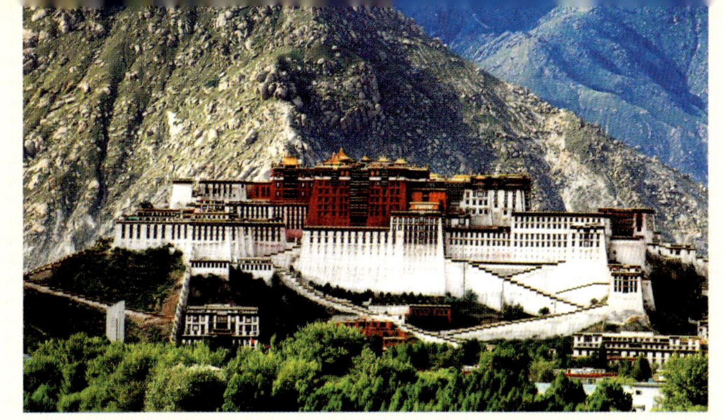

按样本1及2的平均重量计算，含有掺杂物的冬虫夏草样本内的添加物并不是纯铅粉。按样本2含铅量计算，冬虫夏草只增加重量2.3%。剩余被增重的部分是不知名的物质。如被添加物是纯铅粉，则分析后含铅量应达500 毫克/公斤或以上。

怀疑作掺杂用途的黑色粉末样本(样本3)，除含有微量汞、铬、锑、锡、铁、铜、镉及砷等元素外，另通过X射线衍射法(XRD)分析※，含有钼(Molybdenum)，估计含量为99.8%。

钼是一种稀有金属元素，通常用作合金及不锈钢的添加剂。它可增强合金的强度、硬度、可焊性及韧性，还可增强其耐高温强度及耐腐蚀性能。文献记载钼和其化合物具有低毒性，这是钼区别于其他重金属的显著特征之一。钼与铅的密度相近，估计加同等分量的钼粉也可达到添加铅粉的效果。

钼在动植物的生长过程中也具有重要的作用，钼直接参与植物的固氮作用，是重要的微量肥料。钼也是人体必需的微量元素。虽然人体内钼的含量极少，仅占体重的千万分之一，但它对人的生命有着不可忽视的重要作用。成年人每天一般需要0.15~0.50毫克的钼。如钼每日摄取量超过0.54毫克，可增加铜从尿中排出；若超过10~15毫克，则可出现痛风综合症。文献记载冬虫夏草内钼含量为3 毫克/公斤。

※鸣谢香港浸会大学理学院表面分析及研究中心提供分析服务

冬虫夏草的药理及化学成分分析

现代药理研究表明，冬虫夏草具有调节免疫功能、抗肿瘤、抗氧化、抗炎等作用。据报道，冬虫夏草含碳水化合物28.9%、粗蛋白25.32%、粗纤维18.55%、水分10.84%、脂肪8.4%、灰分4.10%，还有多种氨基酸、麦角甾醇及其氧化物、D–甘露醇、硬脂肪酸、尿嘧啶、腺嘌呤、次黄嘌呤，并有可抑菌、抗病毒、抗癌的虫草素（3′–脱氧腺嘌呤核苷）等成分。

冬虫夏草氨基酸类成分

冬虫夏草中含20多种氨基酸，包括天门冬氨酸、苏氨酸、丝氨酸、谷氨酸、脯氨酸、甘氨酸、丙氨酸、缬氨酸、蛋氨酸、异亮氨酸、亮氨酸、酪氨酸、苯丙氨酸、赖氨酸、组氨酸、胱氨酸、半胱氨酸、精氨酸、色氨酸等。其中人体必需的8种氨基酸（苏氨酸、缬氨酸、异亮氨酸、亮氨酸、苯丙氨酸、蛋氨酸、赖氨酸及色氨酸）含量较高，同时还含有与人体健康密切相关的牛磺酸。

必需氨基酸是指人体自身不能合成或合成速度不能满足人体需要，必须要从食物中摄取的氨基酸。必需氨基酸是人体细胞生长、增殖及新陈代谢的基本物质，一旦缺乏，就会引起营养不良，使生长发育受到阻碍。

牛磺酸，化学名称为2–氨基乙黄酸，是一种非蛋白质氨基酸，广泛存在于生物体中，也是人体内一种具有特殊生理功能的氨基酸。近年来的科学研究发现，牛磺酸是心肌细胞内含量最高的自由基氨基酸，具有广泛的生物学效应，如调节心肌细胞钙稳定、清除氧自由基和保护细胞膜等功能。牛磺酸还具有促进营养物质代谢、提高机体免疫力、参与神经内分泌的调节等功能。

冬虫夏草核苷类成分

目前已从冬虫夏草中分离得到腺嘌呤、腺苷、胸腺嘧啶、尿嘧啶、尿苷、鸟嘌呤、腺嘌呤核苷、次黄嘌呤核苷、胸腺嘧啶、虫草素等核苷类成分。核苷为水溶性成分，主要集中在子座部分，虫体部分含量很低。其中，腺苷和虫草素是冬虫夏草的主要活性成分。《中华人民共和国药典》(2005年版)把腺苷定为冬虫夏草的含量测定项目，规定虫草含腺苷不得少于0.010%。据报道，不同产地的冬虫夏草的腺苷含量有所区别。产于西藏北部的藏草，腺苷含量明显高于产于西北和滇西高寒地带的川草；在川草中，炉草的腺苷含量最高，滇草次之，灌草最低。虫草素是一种具有抗菌、抗病毒、抗真菌活性的核苷类物质，并且具有抑制肿瘤、抗氧化，以及保护心、脑、肾、肝细胞等作用。它能抑制病毒的RNA合成，对枯草杆菌和鸟结核杆菌均有抑制作用，对HIV-I型病毒也有杀伤作用；对核多聚腺酸聚酶有很强的抑制作用，故具有抑制癌细胞生长的作用。

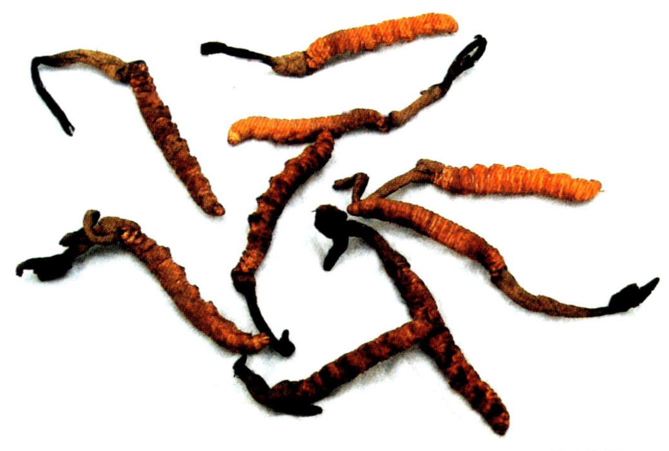

冬虫夏草

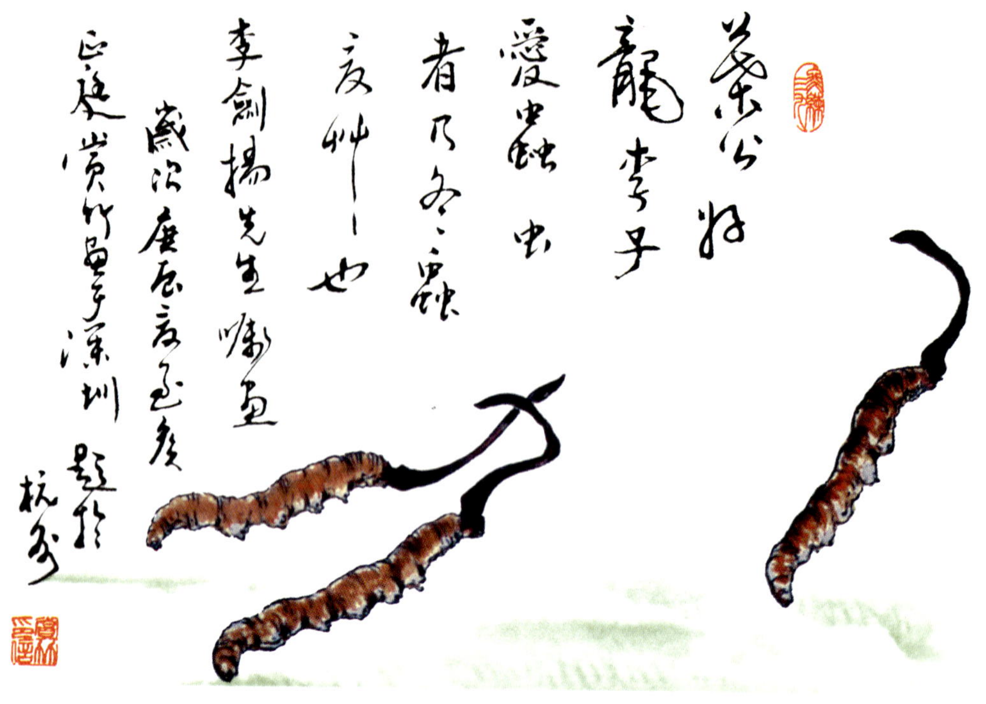

冬虫夏草糖醇类成分

据报道，冬虫夏草含多糖约30%，虫草菌丝约35%~40%(由于培养基分解)。冬虫夏草的多糖均为半乳甘露聚糖，由D-甘露糖按1:1的摩尔比组成，具有高度的分支结构，其主链均有(1→2)甘露糖基存在，其支链上亦有(1→5)呋喃半乳糖基。冬虫夏草多糖可活化巨噬细胞刺激抗体产生，提高人体免疫力。有报道说冬虫夏草多糖还具有抗肝纤维化、提高免疫功能、抗放疗和抗肿瘤作用，并且是冬虫夏草滋补和滋阴作用的有效成分。

冬虫夏草中D-甘露醇的含量平均在7%~9%，甘露醇现已作为某些人工发酵虫草的质量控制指标之一。有研究学者对不同生长期冬虫夏草子座、虫体中甘露醇含量比较发现，子座中甘露醇的含量不高于7%的平均值，虫体中甘露醇含量都高于7%，且甘露醇含量随子座发育成熟而增加。

冬虫夏草甾醇类成分

冬虫夏草的虫体和子座中均含有甾醇及其衍生物，如胆固醇、胡萝卜苷、胆甾醇、麦角甾醇、菜油甾醇及β-谷甾醇等，其中麦角甾醇是真菌类的特征甾醇，在虫草中含量相对恒定，因此，通常将麦角甾醇作为质量控制指标之一。有研究学者应用活性跟踪分离的方法从虫草甲醇提取物中分得具有抗癌活性的麦角甾醇-3-氧-β-D-吡喃葡萄糖和22-二氢麦角甾醇-3-氧-β-D-吡喃葡萄糖。

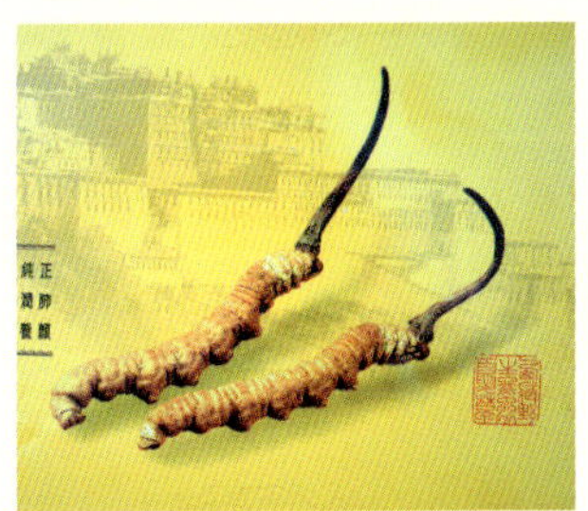

龙标牌西藏冬虫夏草

冬虫夏草脂酸类成分

冬虫夏草含有8.4%的脂肪酸，包括油酸、亚油酸、亚麻酸、棕榈酸、硬脂酸和软脂酸等。其中亚油酸、亚麻酸是人体必需的脂肪酸。人体如果缺乏必需脂肪酸会影响新陈代谢，表现为上皮细胞功能异常、湿疹样皮炎、皮肤角化不全、创伤愈合不良、对疾病抵抗力减弱、心肌收缩力降低、血小板聚集能力加强、生长停滞等。

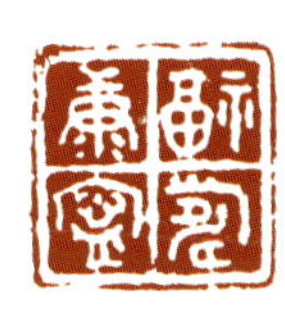
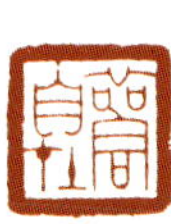

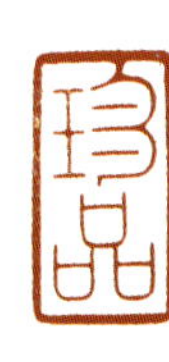

印章

冬虫夏草其他成分

【维生素类成分】

维生素是维持人体生命活动和身体健康必需的一类有机物质，维生素大多不能在体内合成，必须要从食物中摄取。维生素在体内的含量很少，但在人体生长、代谢、发育过程中却发挥着重要的作用，一旦缺乏就会引发相应的维生素缺乏症，对人体健康造成损害。据学者分析，每100克冬虫夏草中含维生素C 116.03微克、维生素A 29.19微克、维生素B 120.12微克；每100克人工菌丝含维生素B 120.27微克，且含维生素C、维生素B_1、维生素B_2及维生素E、维生素K等。

【无机元素类】

据报道，冬虫夏草中含有20多种无机元素，含量多的有磷、镁、铁、钙、钠、钾、铝、硅、锌、铜、硒等，以及锰、硼、镍等含量比较少的十余种。分子生物学的研究指出，微量元素通过与蛋白质和其他有机基团结合，形成了酶、激素、维他命等生物大分子，发挥着重要的生理生化功能。

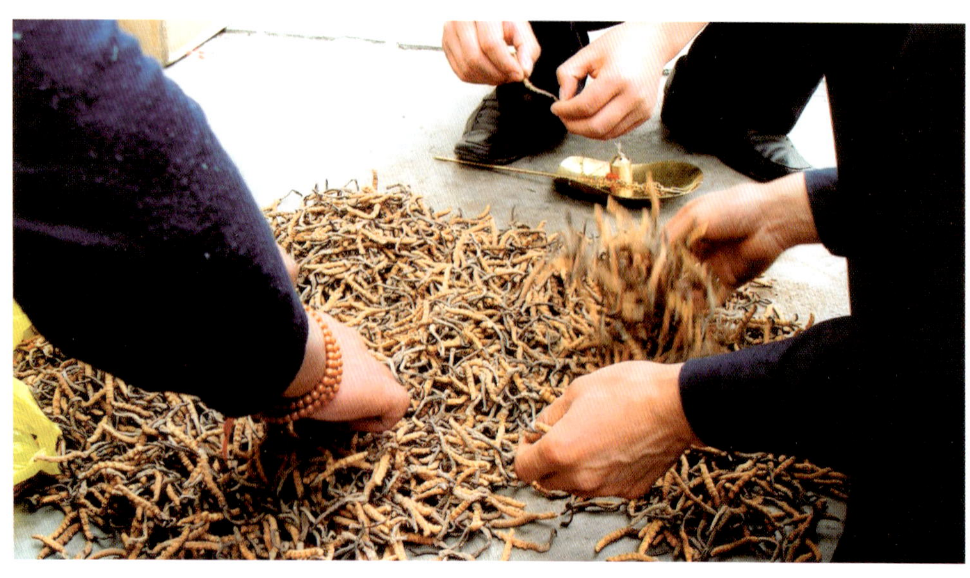

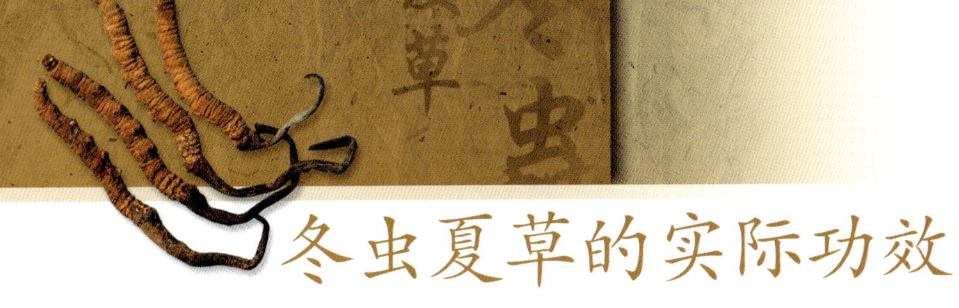

冬虫夏草的实际功效

冬虫夏草具有显著的药用价值，其主要功能有：补虚损，益精气，补肺益肾，止咳化痰，止血。其药性平和，副作用少，能壮肾阳，又能滋肺阴，阴阳并补是其特点，凡精气不足、肺肾亏虚诸症，均可采用。

免疫调节功能

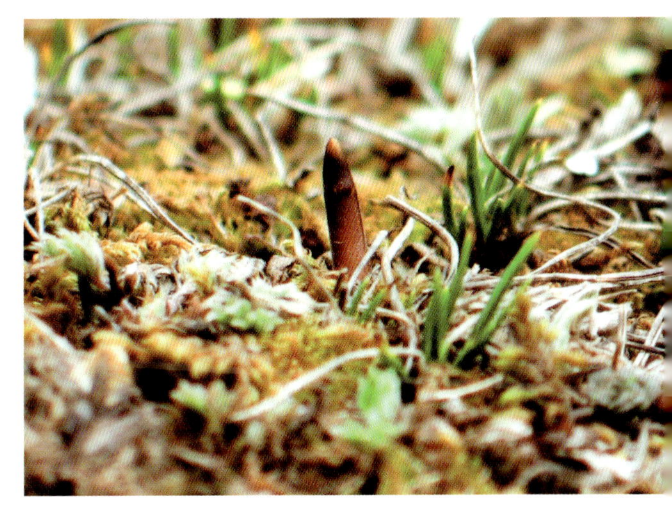

免疫系统的调节包括免疫系统自身调节，即免疫器官、免疫活性细胞、免疫细胞、免疫分子及体液因素之间的反馈调节、相互制约及调节。免疫系统的调节受到神经系统和内分泌系统的调控。

冬虫夏草对人体免疫系统具有以下明显的调节作用。

【增强非特异性免疫】

研究发现，冬虫夏草及虫草菌浸出剂可明显增加小鼠脾脏的重量，并拮抗强的松与环磷酰胺引起的脾脏重量减轻。小鼠碳粒廓清试验和小鼠体内吞噬实验表明，冬虫夏草及其制剂均能明显提高小鼠碳粒清除率和肝脾吞噬系数、腹腔巨噬细胞的吞噬指数与吞噬百分率，增加细胞免疫功能，增强肝脏功能，促进新陈代谢。

有文献报道，冬虫夏草多糖可激活肝脾吞噬细胞的活性，促进淋巴细胞的转化。冬虫夏草多糖能显著增加小鼠的单核巨噬细胞的吞噬作用，增强机体的非特异性免疫功能。

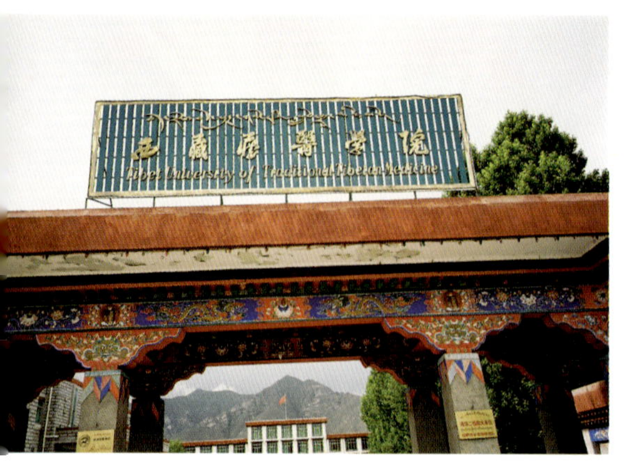

【调节特异性免疫】

冬虫夏草具有调节细胞免疫功能的作用。有实验表明，当机体发生过敏反应，处于应激状态时，冬虫夏草有抑制机体的细胞免疫功能，起选择性抑制作用；当机体的免疫功能水平低下，有肿瘤出现时，冬虫夏草可激发机体细胞免疫功能，增强细胞免疫作用。

冬虫夏草能增强体液免疫功能。小鼠口服虫草菌制剂实验表明，虫草菌能提高血清溶血素(IgM)的水平。小鼠口服冬虫夏草多糖后，血清中的IgG含量提高，说明冬虫夏草多糖对体液免疫有一定的影响。冬虫夏草可以直接诱发B淋巴细胞的增殖反应放大、调解B淋巴细胞的应答反应。

另有学者报道，冬虫夏草多糖的不同组分可通过增强胸腺、脾脏等免疫器官的重量来增强机体的细胞免疫与体液免疫功能。冬虫夏草具有多方面的免疫作用，对不同淋巴细胞亚群或增强其功能或抑制其功能，或显示双向调节作用，说明冬虫夏草是一种较好的免疫调节药物，在临床上既能治疗免疫功能不足的疾病，又能治疗免疫性疾病。

保护肾脏功能

【抗药物性肾损伤】

研究表明，冬虫夏草能抗药物对肾的损伤。冬虫夏草可以加速肾小管修复，增加表皮生长因子，从而延迟肾脏功能的损伤，促进肾功能的恢复。冬虫夏草水提液对于肾损伤的大鼠有增加肾小球滤过率、保护肾小管正常运转的作用。有文献报道，冬虫夏草可以改变膜性肾炎的病理过程，对大鼠被动Heymann肾炎有一定的疗效。

【保护肾缺血损伤】

冬虫夏草对冷缺血再灌注损伤的大鼠肾脏有保护作用。实验结果表明，冬虫夏草能够明显影响肾血流动力学，减轻细胞的损伤，改善肾组织能量代谢，对肾炎有治疗作用。

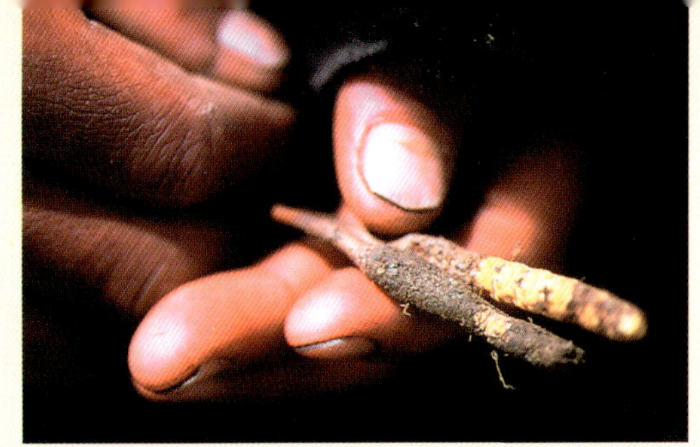

【抗肾衰竭】

研究表明，冬虫夏草治疗慢性肾功能不全的大鼠，可保护肾小管细胞，减轻细胞溶酶体的损伤，减轻细胞过氧化损伤。冬虫夏草还可以通过促进肾小管细胞增殖，促进受氨基糖苷类药物毒性损害而坏死的肾小管细胞再生和修复。有学者报道，冬虫夏草既可减轻大鼠急性肾小管损伤程度，又可促使肾衰大鼠的肾功能损伤提早恢复。另有文献报道，冬虫夏草制剂延缓慢性肾衰竭进展的机制可能与纠正脂质代谢紊乱、改善贫血、降低中分子物质有关。

改善心脏功能

【抗心律失常，降低血压】

有学者报道，冬虫夏草可以促进冠状动脉扩张，增加营养心肌的血流量，减慢心率，纠正心律不齐及降低血压等作用。临床常用于治疗心功能不全、冠心病、高血压等。研究表明，冬虫夏草能明显降低肾性高血压大鼠的血压，并能逆转肾性高血压时所发生的心肌肥大。

【增加心肌搏动，抗心肌损伤】

研究表明，冬虫夏草及冬虫夏草菌丝的水提取液给实验小鼠作腹腔注射，均可延长注射异丙肾上腺素后缺氧小鼠存活的时间，表明冬虫夏草及虫草菌丝的水提取液对动物心肌缺氧有保护作用，有特异性增强心肌供血的作用。

冬虫夏草能减少心肌耗氧量，增加心肌营养性血流，从而改善心肌氧供需平衡，有利于改善心肌缺血缺氧的病理生理状态。

有学者通过采用Langendorff大鼠离体心脏灌流模型研究发现，冬虫夏草可减少乳酸脱氢酶的释放量及心肌组织中羟自由基的含量，从而对阿霉素导致的心脏损伤有一定的保护作用。

增强呼吸系统功能

冬虫夏草在呼吸系统疾病中的临床应用很广泛，被用于治疗慢性阻塞性肺疾病、肺间质病，防治老年反复呼吸道感染疾病，是治疗复治肺结核和肺原性心脏病呼吸衰竭的有效辅助中药。

【扩张气管】

豚鼠气管灌注及离体豚鼠支气管实验均证明，冬虫夏草水提液可明显扩张支气管，并具有显著增强肾上腺素的作用。

【祛痰平喘】

冬虫夏草水提液腹腔注射，可增加小鼠气管酚红分泌量，并有一定的祛痰作用。对乙酰胆碱所致豚鼠哮喘有保护作用。在较小剂量时即与氨茶碱有协同作用。

【防治肺气肿】

动物实验表明，冬虫夏草对由氯化镉雾化吸入法所致的大鼠肺气肿实验模型有一定的防治作用，用药后肺泡数无明显减少，肺组织结构清晰。

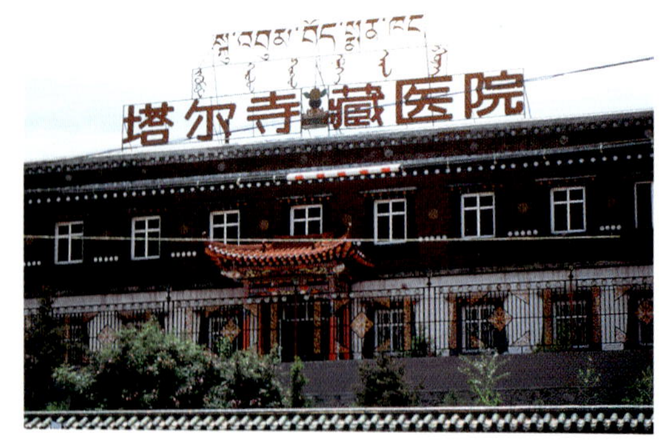

调节机体代谢

【调节血糖作用】

动物实验表明，冬虫夏草多糖灌胃给正常动物，血糖没有明显影响，但可以显著降低四氧嘧啶糖尿病小鼠的血糖水平和糖基化血红蛋白含量，并且增强了糖尿病小鼠的负荷糖耐量。冬虫夏草与促进胰岛素分泌单纯降低血糖的药不同，它不是促进人体分泌胰岛素，而是促进外周组织的葡萄糖代谢，而且只有血糖值高于正常水平时才有效。因此，冬虫夏草可适用于血糖值高的人预防糖尿病。

【降血脂作用】

现代药理实验表明，小鼠口服冬虫夏草粉或冬虫夏草菌均有降低血清胆固醇含量的明显作用。有学者报道，用冬虫夏草制剂治疗高血脂症273例，结果总胆固醇平均下降17.5%，总有效率61.2%；甘油三酯平均下降9.93%，总有效率57.6%；高密度脂蛋白胆固醇上升27.19%，总有效率76.2%。

动物实验表明，人工蛹虫草菌丝体粉连续灌胃28天，也可以降低高胆脂大鼠模型的血脂水平。

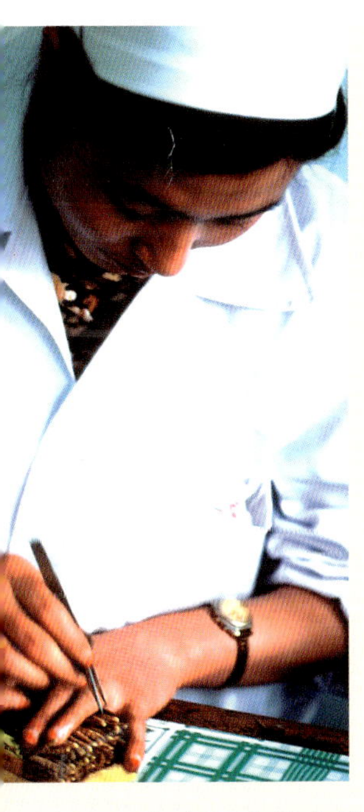

抗肿瘤作用

【对肿瘤细胞的抑制作用】

冬虫夏草对肿瘤细胞有显著的抑制作用。研究表明，冬虫夏草中的多肽、核苷及虫草素等抗肿瘤成分，可通过抑制核酸与蛋白质合成，直接抑制肿瘤细胞的生长。临床上经常使用冬虫夏草或人工虫草菌辅助治疗肺癌及白血病，取得了较好的成果。有文献报道，冬虫夏草多糖对S180肉瘤、B16黑素瘤和单核细胞白血病有杀伤肿瘤细胞和抑制肿瘤增殖作用。冬虫夏草对体外培养的人鼻咽癌细胞（KB细胞）及人宫颈癌细胞（Hela细胞）等均有抑制作用。

【对免疫细胞的启动作用】

冬虫夏草的多糖、糖肽、多肽、硒、稀土元素等成分可以启动免疫细胞，通过细胞免疫与体液免疫两方面发挥其抗肿瘤作用，如启动T杀伤细胞、自然杀伤细胞、吞噬细胞、红细胞等，直接杀伤或吞噬、吸附肿瘤细胞；由活化的免疫细胞分泌的免疫分子（如白介素 Ⅰ、Ⅱ、Ⅳ，γ－干扰素，抗体IgG、IgM等）可溶解或粘附肿瘤细胞。

延缓衰老

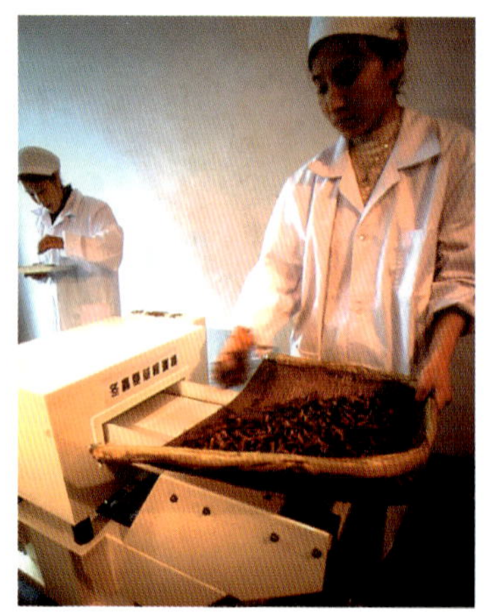

研究表明，冬虫夏草具有以下延缓衰老的功效：抗氧化作用，消除自由基对细胞的损伤；调解人体免疫功能，防止免疫功能紊乱；对心、肝、肺、肾等脏器有增强生理功能和保护器官免受外界因素的损害作用等。

动物实验表明，冬虫夏草提取物能明显提高衰老小鼠模型的学习记忆能力，改善衰老小鼠超氧化物歧化酶、过氧化氢酶、谷胱甘肽过氧化物酶、脑中单胺氧化酶、Na^{+}-K^{+}-ATP酶的水平，表明冬虫夏草是通过提高机体抗氧化能力，清除过多自由基，从而起到延缓衰老的作用的。

另有学者对采用冬虫夏草治疗老年虚证进行了实验研究，经过200例临床对比，服用冬虫夏草后老年虚证患者血液中的超氧化物歧化酶(SOD)活性提高，过氧化脂质(LPO)降低，畏寒肢冷、头晕耳鸣、腰膝酸软、夜尿频繁、记忆减退等症状明显改善。

抗疲劳作用

冬虫夏草含有多种氨基酸与微量元素，能增强身体组织器官的工作能力，促进全身疲劳恢复，改善睡眠状况，保持人体精力与体力充沛，提高碳水化合物的代谢，促进胃肠道蠕动和消化液分泌，从而增进食欲，改善营养不良及蛋白质代谢障碍，维持人体摄入合理的营养，进而起到增进生长发育、增进老年体弱者健康及病后恢复等特殊功能。

研究表明，冬虫夏草及虫草菌的水提取物能促进大鼠红细胞糖酵解途径形成ATP，增高大鼠肝细胞能荷值，启动小鼠肌肉胞浆磷酸肌酸激酶的活性，促使ATP的形成，有助于能量的供给，因而具有耐缺氧、抗疲劳作用。

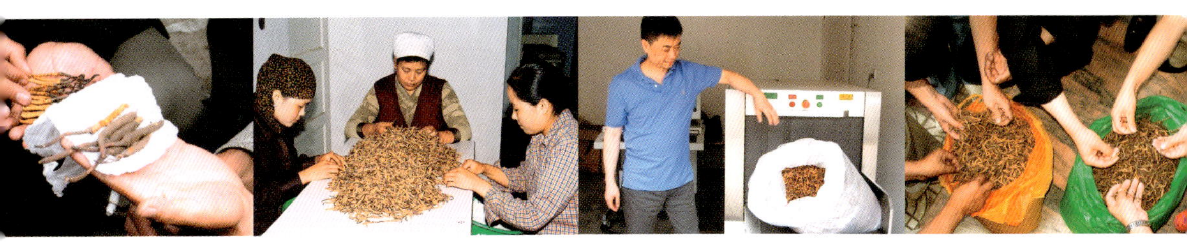

抗菌消炎作用

体外试验表明，冬虫夏草素对葡萄球菌、链球菌、鼻疽杆菌、炭疽杆菌、猪出血性败血症杆菌、枯草杆菌、乌型结核杆菌等均有抑制作用。有报告认为，冬虫夏草醇浸剂对结核杆菌有一定的抑制作用。

动物实验表明，天然冬虫夏草及冬虫夏草菌水提取液，对大鼠的炎性肿胀有保护性对抗作用，疗效相当或超过氢化可的松，对巴豆油引起的小鼠炎症亦有明显保护作用。

改善肝功能

研究表明，冬虫夏草菌丝能够抑制慢性肝炎纤维化的形成，延缓肝炎纤维化向肝硬化的发展，能够显著改善肝功能。冬虫夏草多糖脂质体能抑制小鼠免疫性肝纤维化的发生。临床实验表明，冬虫夏草对乙型肝炎有治疗效果，对免疫性肝损伤有保护作用。

提高神经系统功能

镇静催眠作用	抗惊厥作用
研究发现，冬虫夏草的镇静催眠作用强度与给药剂量有关。给小鼠腹腔注射虫草菌丝体提取液每千克体重5克时，可明显减少小鼠自发活动；每千克体重注射10~20克时，可明显延长戊巴比妥的睡眠时间。另有学者报道，虫草菌醇提取物可加强氯丙嗪的镇静作用，并可拮抗苯丙胺的中枢兴奋作用。	研究表明冬虫夏草有明显的抗惊厥作用。有学者报道，冬虫夏草菌醇提取物每千克体重5~20克皮下注射可对抗烟碱引起的小鼠强直性惊厥，减少死亡率，使正常体温降低，还能显著延长惊厥发生的潜伏期。另有实验表明，冬虫夏草醇提取物能减轻烟碱所致的小鼠痉挛，降低死亡率。

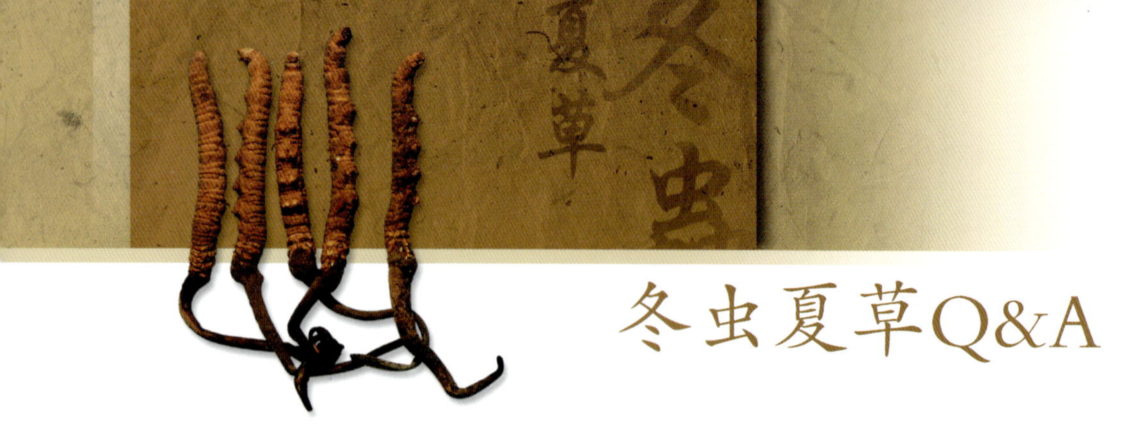

冬虫夏草Q&A

Q1:什么是优质的冬虫夏草?

A 正品冬虫夏草外形既有虫也有草，虫与草连成一体，虫体与草的长度比例约为1∶1~1∶1.5。虫体似蚕，表面深黄色至黄棕色，有环纹20~30条，近头部环纹较细。虫体头部红棕色，足8对。虫体质脆，断面略平坦，淡黄白色，中间有一明显可见的中空管道(此为原昆虫的消化道)。草即为子座，细长，圆柱形，稍扭曲，表面深棕色至棕褐色，有细小纵横纹，上部稍膨大。质柔韧，折断面呈纤维状，黄白色。气微腥，味微苦。以虫体色黄净、发亮、丰满肥大，断面黄白色，子座短小，无霉变、无虫蛀和杂质者为优质冬虫夏草。

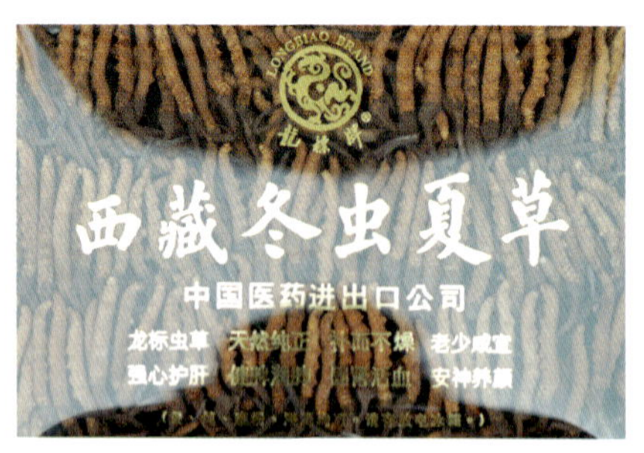

Q2:虫草等于冬虫夏草吗?

A “虫草”不等于冬虫夏草，“虫”身上长出草不等于冬虫夏草，“虫”套上“草”更不是冬虫夏草。

还有许多“虫草”，例如亚香棒虫草、凉山虫草、新疆虫草等，是和冬虫夏草同科属的其他虫草种类。冬虫夏草仅是虫草的一种，是药用价值最佳的虫草。

Q3:冬虫夏草应该如何保存?

A 冬虫夏草富含蛋白质与糖类，特别在夏季，容易霉变、虫蛀，必须妥善贮藏保管，才能保证冬虫夏草的药效。

家庭尽量少量购入冬虫夏草，可将其分装于塑料袋中密封后，置于冰箱中冷藏，随用随取。如果保存时间较长，需定期进行烘晒。

数量较多的冬虫夏草贮藏可以真空包装，除去氧气，保鲜防霉。或者将冬虫夏草晾干或烘干后装入木盒，垫上防湿纸，置于干燥处或放入生石灰坛内。若长期存放，须定期更换生石灰，可以防虫蛀、防霉。

Q4:长期服用冬虫夏草有无毒副作用?

A 一般没有毒副作用。冬虫夏草属于菌类药物，类似于食用菌，所以临床使用安全度很大。一般用量每日3~10克即可。

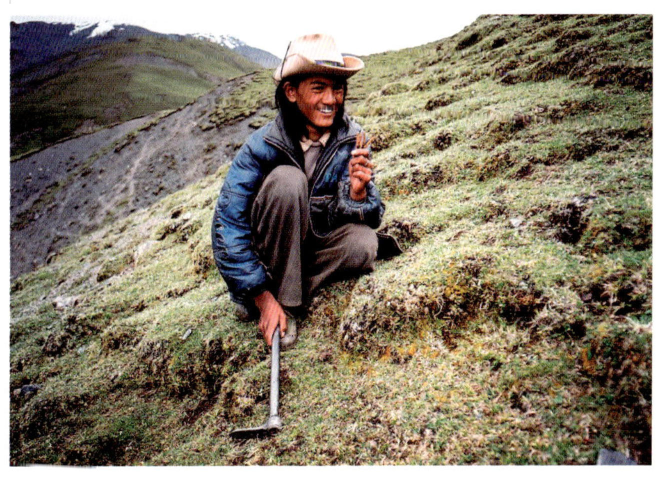

Q5:服用冬虫夏草有无禁忌症?

A 一般认为冬虫夏草属于滋补品，所以对兼有表邪者慎用。

目前尚无报道与冬虫夏草有配伍禁忌的药物及食物。冬虫夏草药性平和但性偏温，单味临床长期使用，个别患者可能会出现口干、全身燥热、流鼻血等上火表现，年轻者服用后反应会比较明显。故年轻患者一般适宜小剂量使用。也有报道部分患者在服用虫草制剂后，出现皮疹及红斑的情况，故凡是过敏体质者在服用冬虫夏草及其制剂时应慎用，最好咨询有关医师。

Q6:冬虫夏草有哪些服用方法?

A 冬虫夏草可以单味药服用，也可配合其他药同用；可以煎水、炖汤做成药膳，也可以用来泡酒、泡茶等，因人因病而异。冬虫夏草用于药用时，其用法及剂量要咨询中医师。

Q7:产后能吃冬虫夏草吗?

A 产后能吃冬虫夏草。

冬虫夏草是中国传统的名贵药膳滋补品，它性平味甘，具有补肺肾、止咳嗽、益虚损、养精气的功能。据临床研究报道，冬虫夏草具有滋肺补肾、止血化痰、镇静、抗肿瘤、抗氧化、降血压、抗衰老、抗菌、免疫调节等作用。故冬虫夏草也是产后体虚者的一剂调补良药。

Q8:儿童适合服用冬虫夏草吗?

A 冬虫夏草含有少量促进生殖器官发育的激素，故儿童不宜服用。若儿童确实患有免疫功能低下或紊乱的疾病，可短期服用。剂量每日不宜超过1克。

Q9:哪些人不宜服用冬虫夏草?

A 冬虫夏草不是适合所有人的补药，也不是包治百病的灵丹妙药，只能作为辅助疾病治疗和康复的药品。故身体健康的少年儿童、身体健康的正常人建议不要服用。孕妇慎用。

Q10:冬虫夏草的服用剂量是多少?

A 冬虫夏草属于菌类药物，虽然临床使用安全度很大，但还是应该根据产品说明或在医嘱指导下服用。

一般煎汤服用时一日1~3克比较适宜， 分2~3次服用。将冬虫夏草作为滋补品与各种肉类炖时， 用量按每人3克计算。

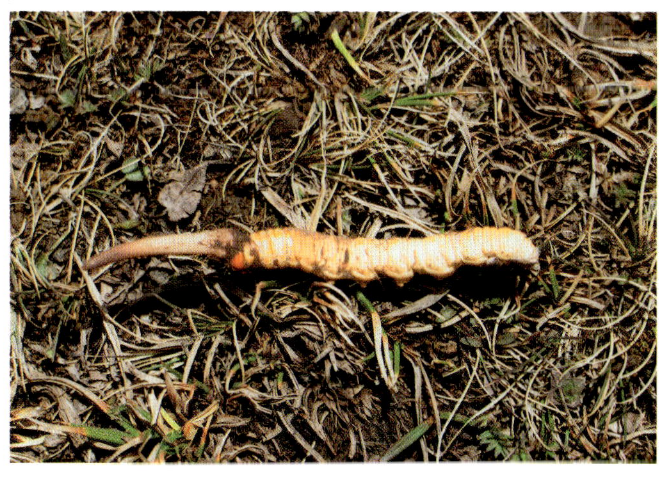

Q11:冬虫夏草能冲泡或磨粉直接服用吗?

A 这种做法市场上十分普遍,建议用法:

1. 将虫草洗干净，用水煮 5~10 分钟连渣服用。
2. 将冬虫夏草清洗干净，蒸制并以低温(约 80 度)烤干，再磨粉服用。磨好的粉最好低温冷藏。

Q12:人工虫草菌丝是什么？有何疗效?

A 人工虫草菌丝大都是由鲜冬虫夏草分离获得虫草菌后经发酵产生的虫草菌丝。近年研究表明，人工虫草菌丝可以代替冬虫夏草用于调节免疫功能。目前人工虫草菌丝制品已大量用于临床，效果良好。

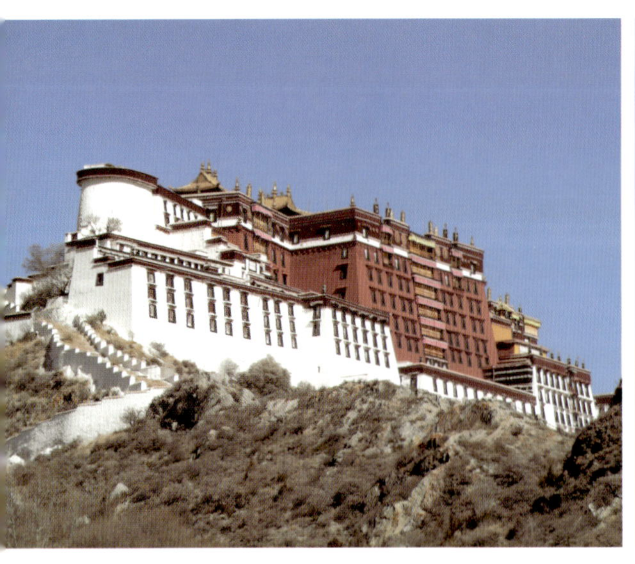

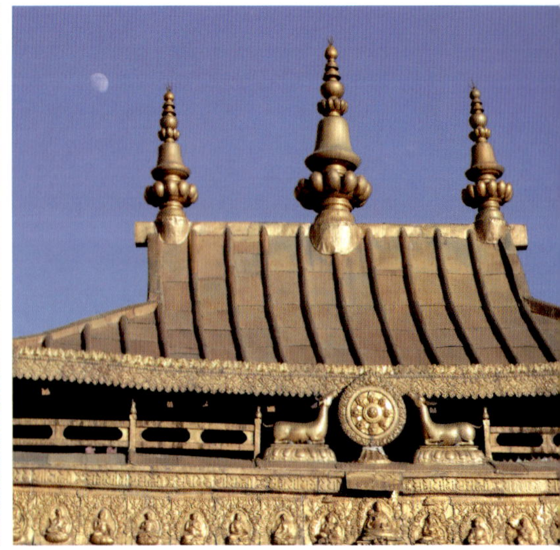

冬虫夏草的养生药膳

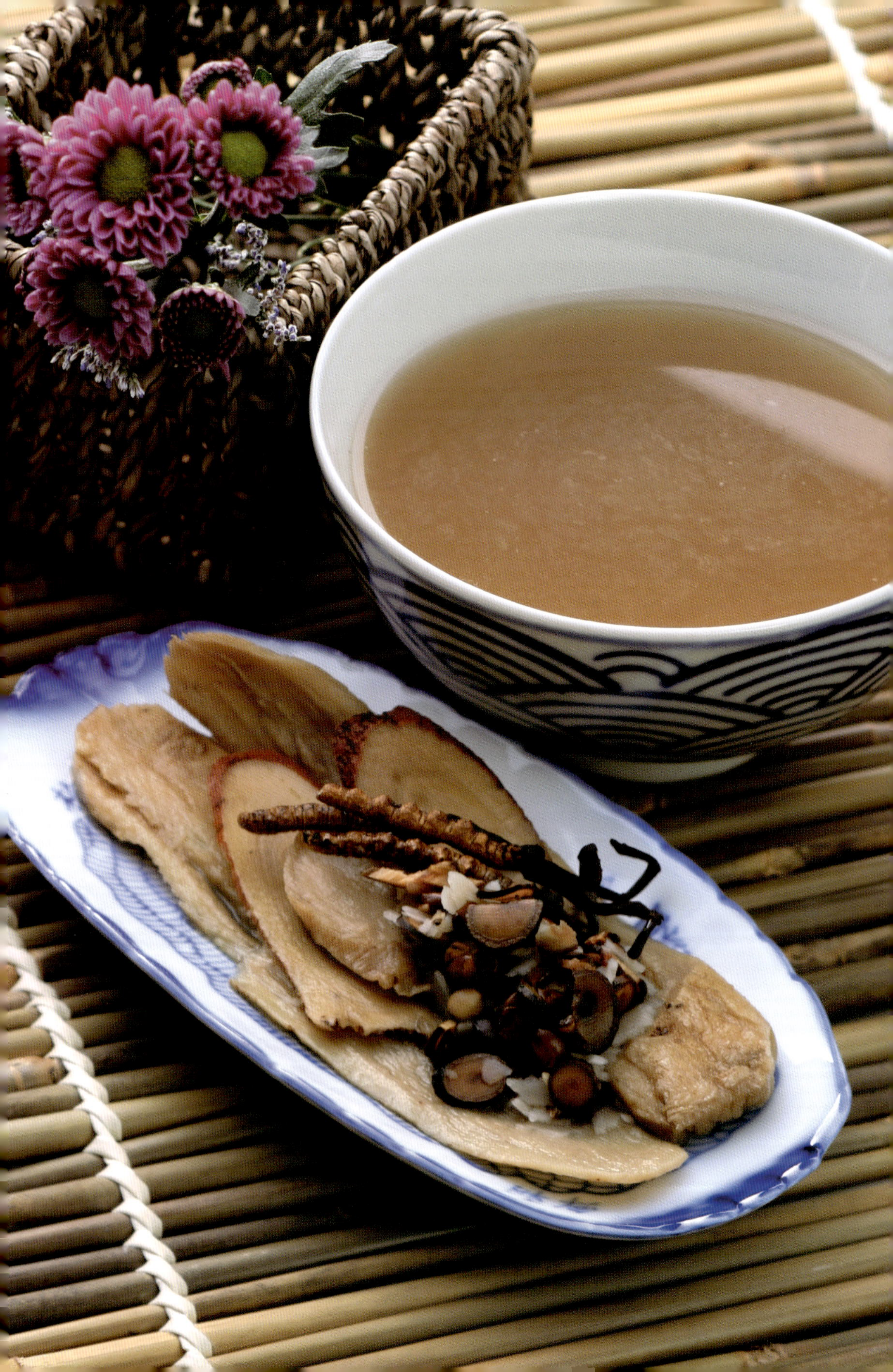

虫草参苓猪脚汤

通阳安神，气血双补，有助改善心功能

材　料　冬虫夏草5克，黄芪20克，酸枣仁15克，茯苓15克，桂枝10克，人参5克，甘草5克，猪蹄500克，姜3片，水6碗

调味料　盐少许

做　法
1. 把冬虫夏草、黄芪、酸枣仁、茯苓、桂枝、人参、甘草略为冲洗，放入沙锅内，加水浸泡30分钟。
2. 将猪蹄洗净，放沸水中汆水。
3. 将猪蹄和姜片加入锅内，先用武火煲至水开，再改用文火煲2小时，加入盐调味即可。

【医师的话】

本方适用于治疗充血性心力衰竭，表现为气血两虚、心悸、心神不宁、头晕眼花、乏力、气少懒言、唇淡、面色无华等症者。

养生谈

冬虫夏草的神奇功效

《文房肆考》记载：桐乡乌镇有位孔裕堂先生，他的弟弟三年来体质怯弱，总出大量虚汗，因为怕风，炎热的夏季也只能在室内关窗闭门，从不外出见客。求医无数，服药无数，却丝毫没有起色。有位亲戚从四川经商归来，看到患者体弱，便赠送了从四川带回的冬虫夏草。出人意料的是，原本体弱多病的患者在每日食用由冬虫夏草烹煮的菜肴后，竟然渐渐痊愈了……

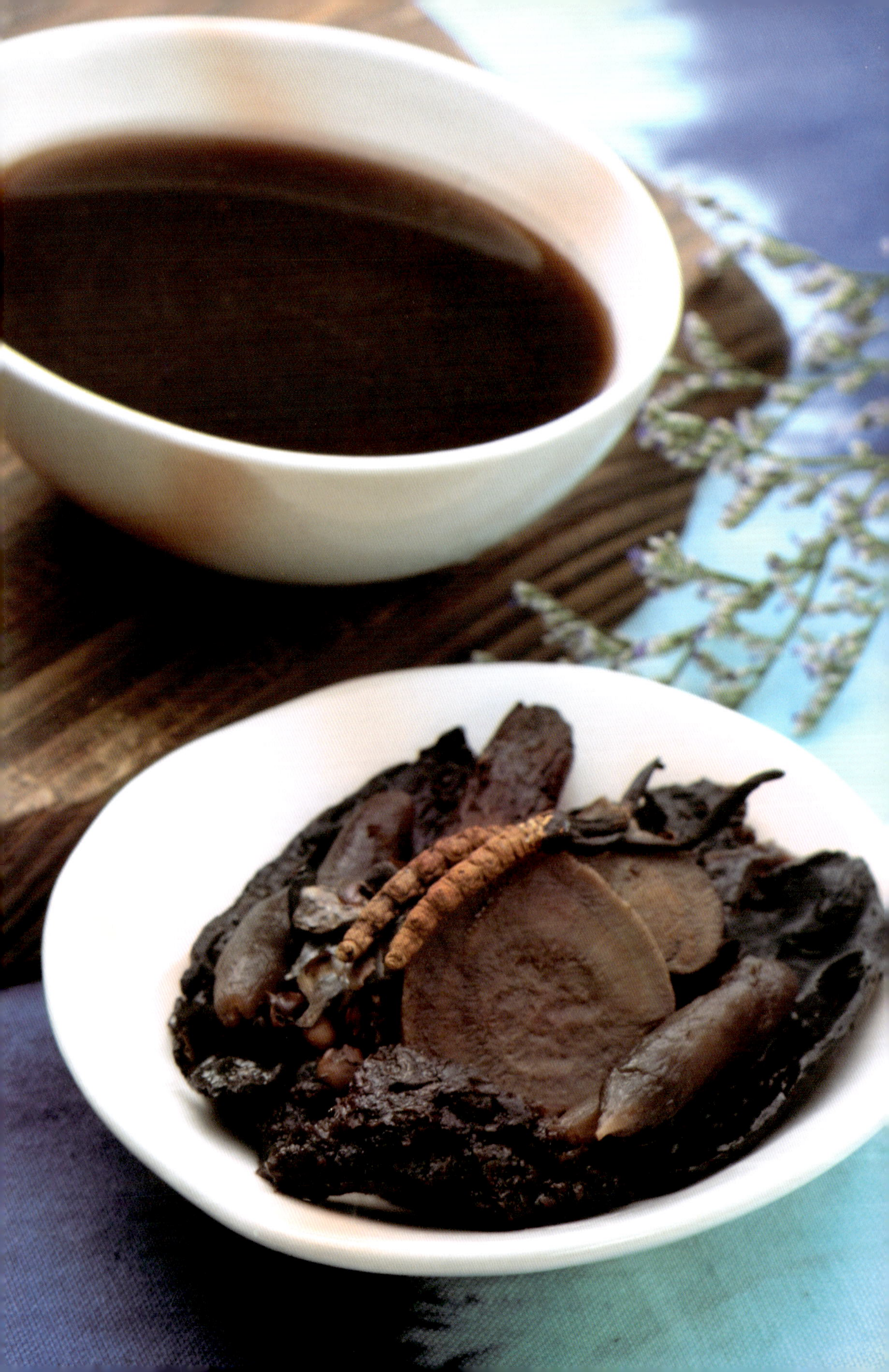

滋阴补心瘦肉汤

滋阴降火，养心安神，有助于调节心律

材　料　冬虫夏草3克，生牡蛎30克，生地黄12克，麦门冬10克，酸枣仁10克，天门冬10克，苦参10克，丹参10克，元参10克，瘦肉300克，姜3片，水5碗

调味料　盐少许

做　法　
1. 将药材略为冲洗，沥干，放入煲内，加水浸泡30分钟。
2. 瘦肉洗净切大块，放入已浸泡的药材中。
3. 先用武火煲至水开，再改用文火煲2小时，加入盐调味即可。

【医师的话】　适宜于心律失常，表现为阴虚火旺、心悸不宁、耳鸣颧赤、胸中烦热、失眠多梦、潮热盗汗、手足心热者服用。

养生谈

略说冬虫夏草市场一二

虫草价格主要与商品本身质量有关，品相好坏、条子大小、干度差异、味道是否正常、色泽有否怪异等都是要留意的，最重要的是有没有添加化工原料等异物增重。

特别要提醒消费者警惕的是：所谓一两虫草多少条，这是最容易上当的陷阱。市场上可以将每两100条的虫草，用化工原料浸泡，加工成每两60~80条，这种情况比比皆是，务必小心。

2007年7月~11月，虫草在原来的历史高价上再猛涨一倍，名副其实的登峰造极，卖价令人咋舌。内地著名的连锁店，高规格虫草卖到每克四五百元，折合港币每两近2万元左右。

2008年7月中旬，虫草的采挖已经结束，产量较往年低，由于经济大气候转差，股市、房地产不景气，虫草市场出现买卖呆滞的局势，价格也较2007年最高峰期滑落，幅度大约有10%~20%不等。2008年采挖虫草的季节雨水较多，出产虫草尾巴偏长，色泽也较深。虫草市场上，同一级别的货，因色泽、干度、尾巴长短、碎断草比例多少，每千克价格相差近万元是常有的事。

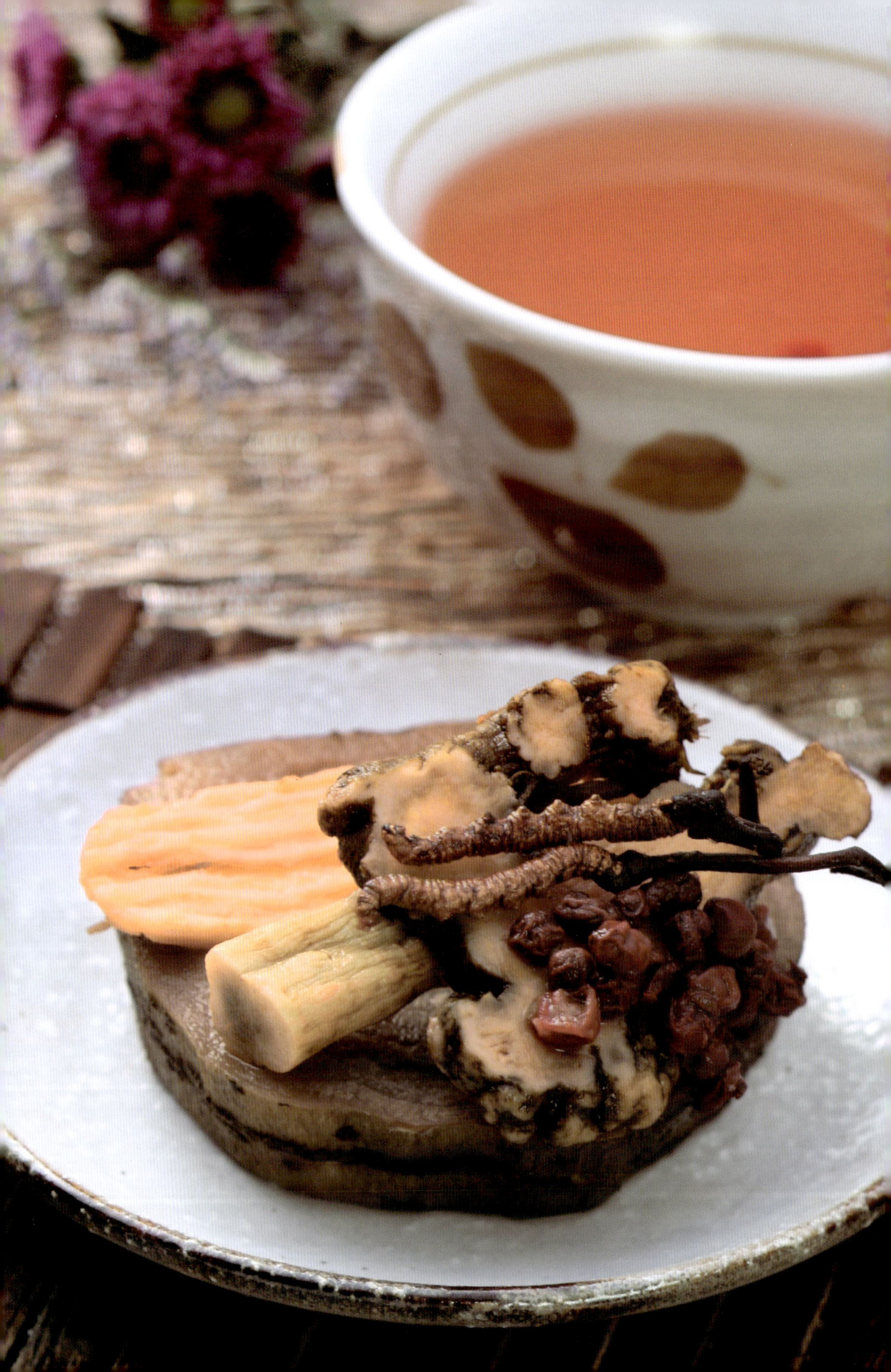

益气降压瘦肉汤

补肺健脾，补中益气，有助降血压

材　料　冬虫夏草5克，黄芪20克，葛根15克，生白术15克，怀牛膝10克，当归10克，五味子6克，生晒参6克，瘦肉300克，姜3片，水5碗

调味料　盐少许

做　法
1. 把药材略作冲洗，沥干，放入锅内，加水浸泡30分钟。
2. 瘦肉洗净切开成几大块，连同姜片放入已浸泡好的药材中。
3. 先用武火煲至水开，再改用文火煲2小时，加入盐调味即可。

【医师的话】本方适用于高血压病，表现为眩晕、面色无华、舌质淡白、脉沉细无力、腰膝酸软、乏力气短、精神疲怠等症状者。

养生谈

冬虫夏草能消除疲劳

中国著名女子田径队“马家军”，在比赛中屡破世界纪录，并宣告在运动员的刻苦努力下，背后的大功臣就是长期服用的冬虫夏草。

这些相关报道引起日本汉方学界的重视，大约在1995年~2004年期间，日本也掀起服用西藏野生冬虫夏草的热潮。他们认为，根据考证，中国著名的历史人物秦始皇、杨贵妃都服用冬虫夏草，并将之美誉为“梦幻之草”，更提出冬虫夏草令您“今日疲劳，今日消除”。

20世纪90年代之前，虫草主要市场在东南亚、香港、台湾，其他国家比例不多。随着价格的暴涨，虫草在海外市场缩窄很多，而且主要还是在华人中流行。

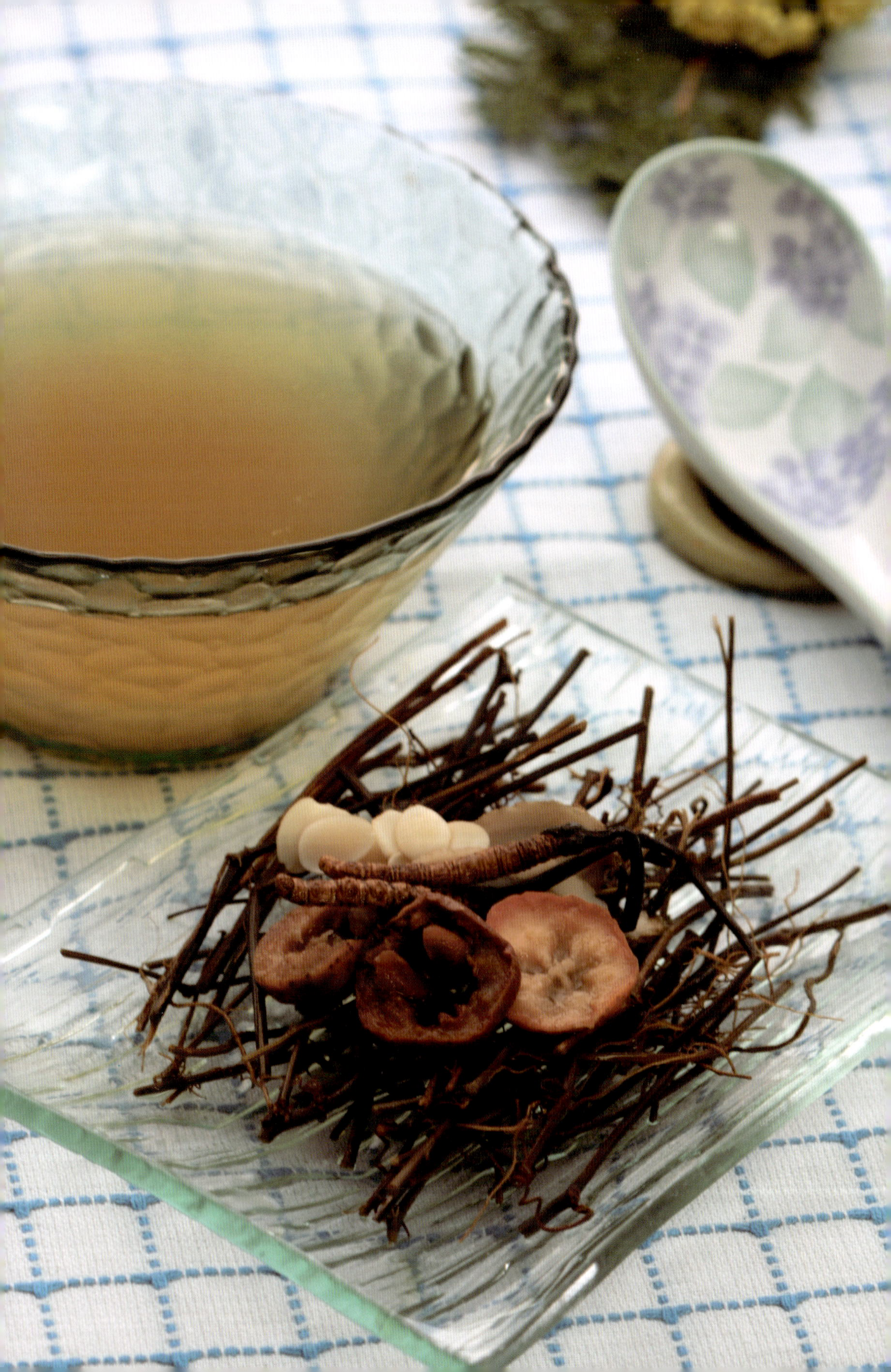

虫草山楂猪腱汤

补益脾肺，化痰活血，对高脂血症有很好的疗效

材　料	冬虫夏草3克，绞股蓝10克，郁金10克，山楂肉10克，桃仁10克，猪腱300克，姜3片，水5碗
调味料	盐少许

做　法

1. 先将药材略冲洗，全部放入煲内，加水浸泡1小时。
2. 将猪腱洗净，切块，汆水。
3. 将猪腱也放入煲内。先用武火煲至水开，再改用文火煲2小时，加入盐调味即可。

【医师的话】 本方适宜于血脂增高、胸痛胸闷、痛处固定、两肋胀满、面色晦暗者服用。

养生谈

【绞股蓝】

葫芦科植物，全草入药，能止咳平喘，主治咳嗽、慢性支气管炎。含有与人参皂苷相类似的化学成分，被称为“南方人参”，有抗癌、保健等多方面功效。

相传，中国有个小山村，村边有条河。一年夏天，河水突冒热气，翻滚沸腾，三天后才恢复平静，村民饮此河水，顿感腹痛难当，甚至卧床不起。病者终日哭号，苦不堪言，方圆百里无人能医。一天，飘来一朵彩云托一仙子，仙子取出一粒种子、一瓶神水，将种子丢入土中，滴上神水，顷刻长成枝叶茂密的树木，且每枝皆为五叶，仙子说：“食此叶，病可去”。众村民食完叶子，病全好了。为表达对仙子的感激之情，就称此树为“五叶神树”，亦即现代人所称之绞股蓝。

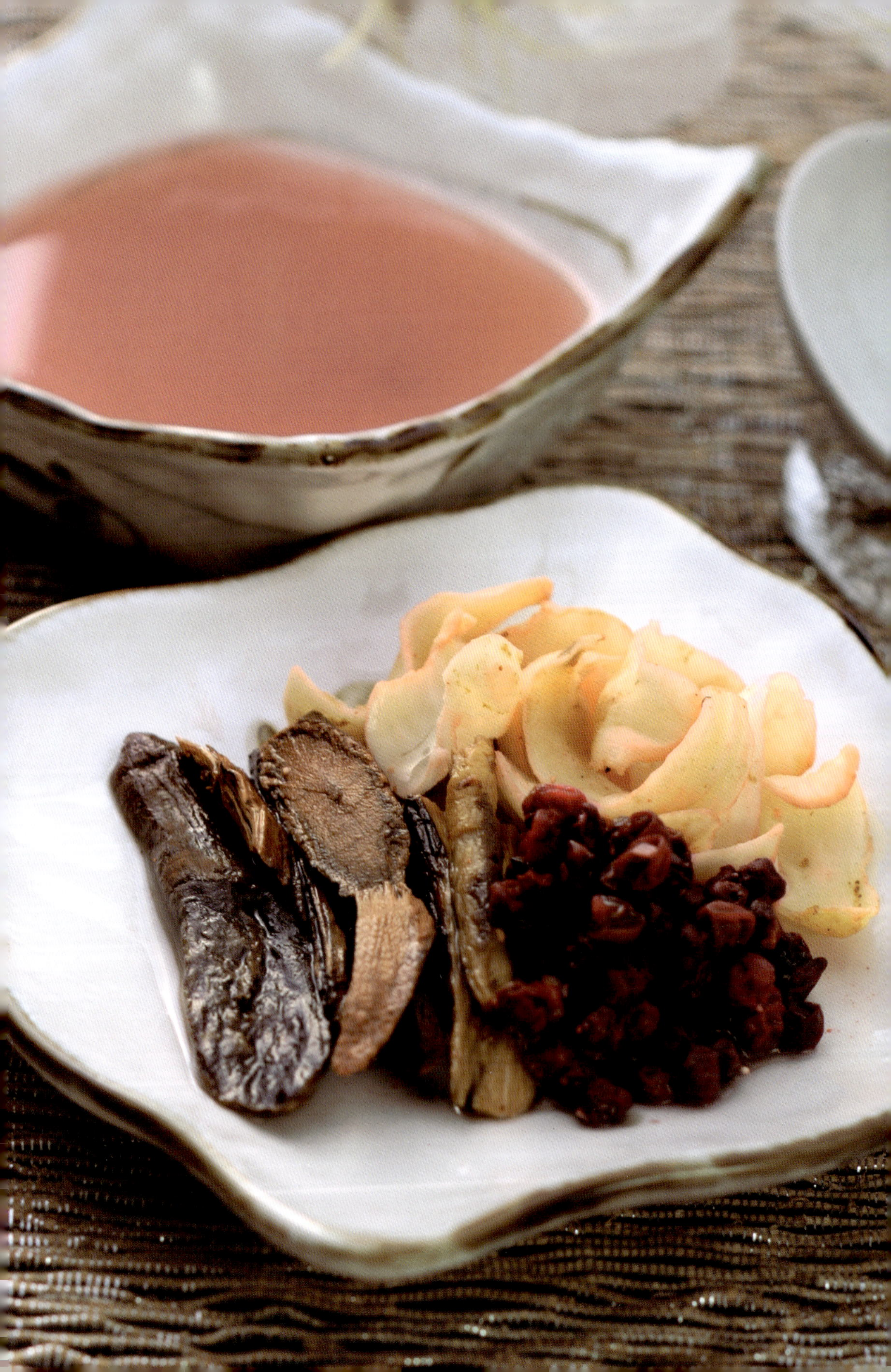

虫草安神猪肉汤

健脾养血，养心安神，对神经衰弱有很好疗效

材　料　冬虫夏草3克，夜交藤20克，炒酸枣仁15克，丹参15克，百合15克，五味子10克，猪肉300克，蜜枣3粒，水适量

调味料　盐适量

做　法　1. 先将材料洗净，并将瘦肉切片，然后一并放入煲内。
2. 加入适量清水，用文火煲2小时，加入盐调味即可。

【医师的话】　本方适宜于神经衰弱、失眠、心悸不宁、多梦、女性月经不调、痛经者服用。

养生谈

【夜交藤】

又名首乌藤，其味甘而性平和。内服能养心安神，祛风湿。煲水外洗可治皮肤瘙痒。夜交藤因夜里的藤茎会自动相互交合，故名。

唐朝，有一人姓何名田儿，平时喜饮嗜酒，有生理缺陷，58岁仍不敢娶妻。一天他在外边喝酒到半夜，醉后回家，倒在荒郊，酒醒后，突然看见在明亮的月光下，有两根草藤，藤茎自动相互交合，很久之后又自行分开，分分合合三四次，他觉得奇怪，挖了一根拿回去。村里无人知道它叫什么。田儿把草藤晾干，把藤和根研末泡酒，喝了七天泡酒，忽然产生欲念，随后娶妻生子，子嗣昌盛，且数代长寿。

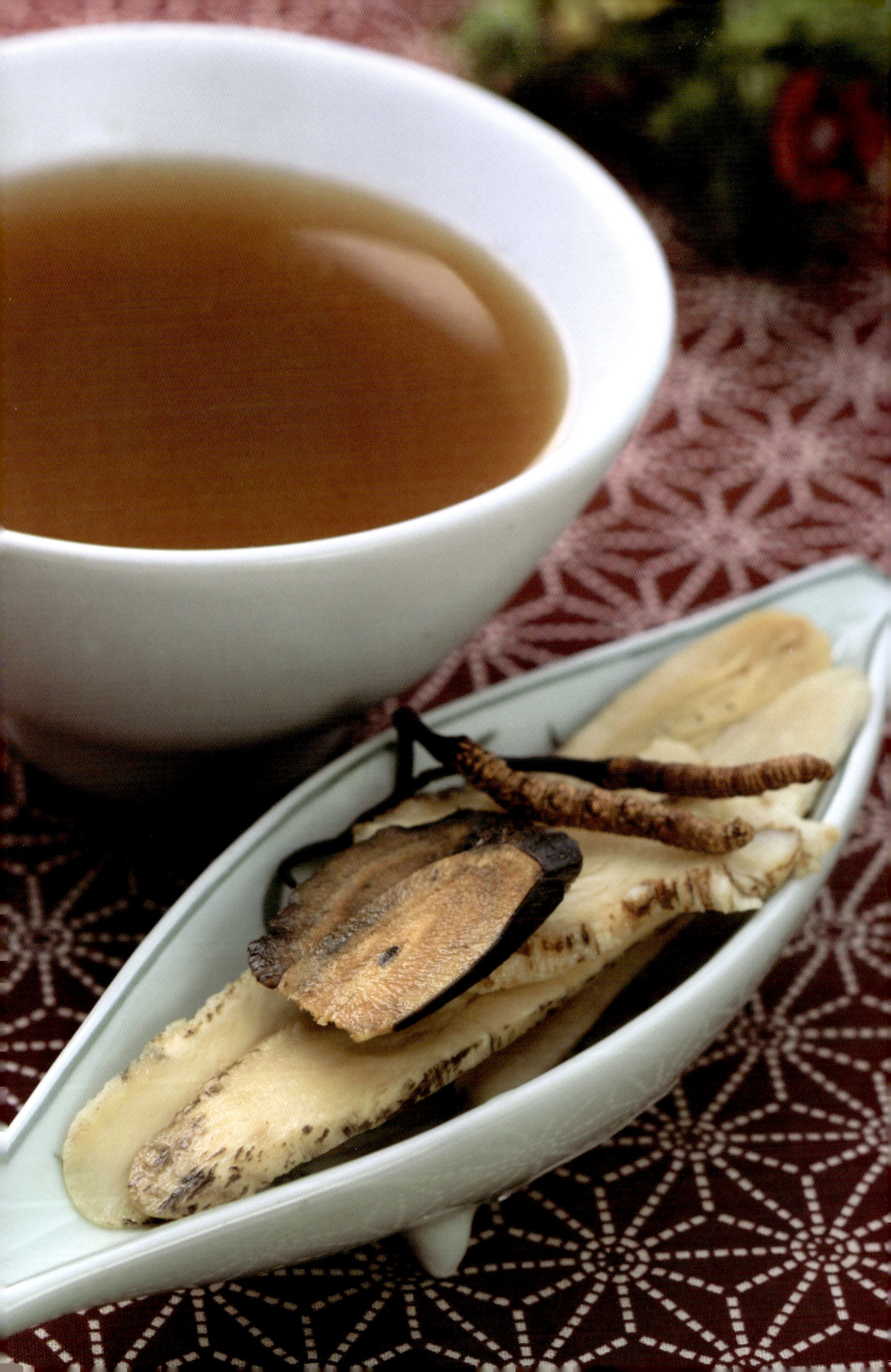

虫草芪归汤

补气养血，可用于治疗贫血

材　料　冬虫夏草5克，黄芪30克，当归10克，炙甘草5克，瘦肉300克，无花果2粒，水5碗

调味料　盐适量

做　法
1. 先将冬虫夏草、黄芪、当归、炙甘草洗净，一并放入煲内，加水浸泡20分钟。
2. 再将瘦肉洗净切片，与无花果一起放入煲内。
3. 用文火煲2小时，加入盐调味即可。

【医师的话】　本方为虫草与当归补血汤配合，有补气养血的作用，用于治疗各种贫血。

养生谈

【无花果】

健脾化食，润肠通便，利咽消肿，解毒抗癌。

主治消化不良、大便秘结、痔疮、脱肛、疮疖、咽喉疼痛及阴虚肺热咳嗽等病症。

无花果是人类最早栽培的果树树种之一，从公元前3000年左右至今已有近5000年的栽培历史。古罗马时代有一株神圣的无花果树，因为它曾庇护过罗马创立者罗慕路斯王子，躲过了凶残的妖婆和啄木鸟的追赶，后来被命名为“守护之神”。在地中海沿岸国家的古老传说中，无花果被称为“圣果”，作祭祀用果品。

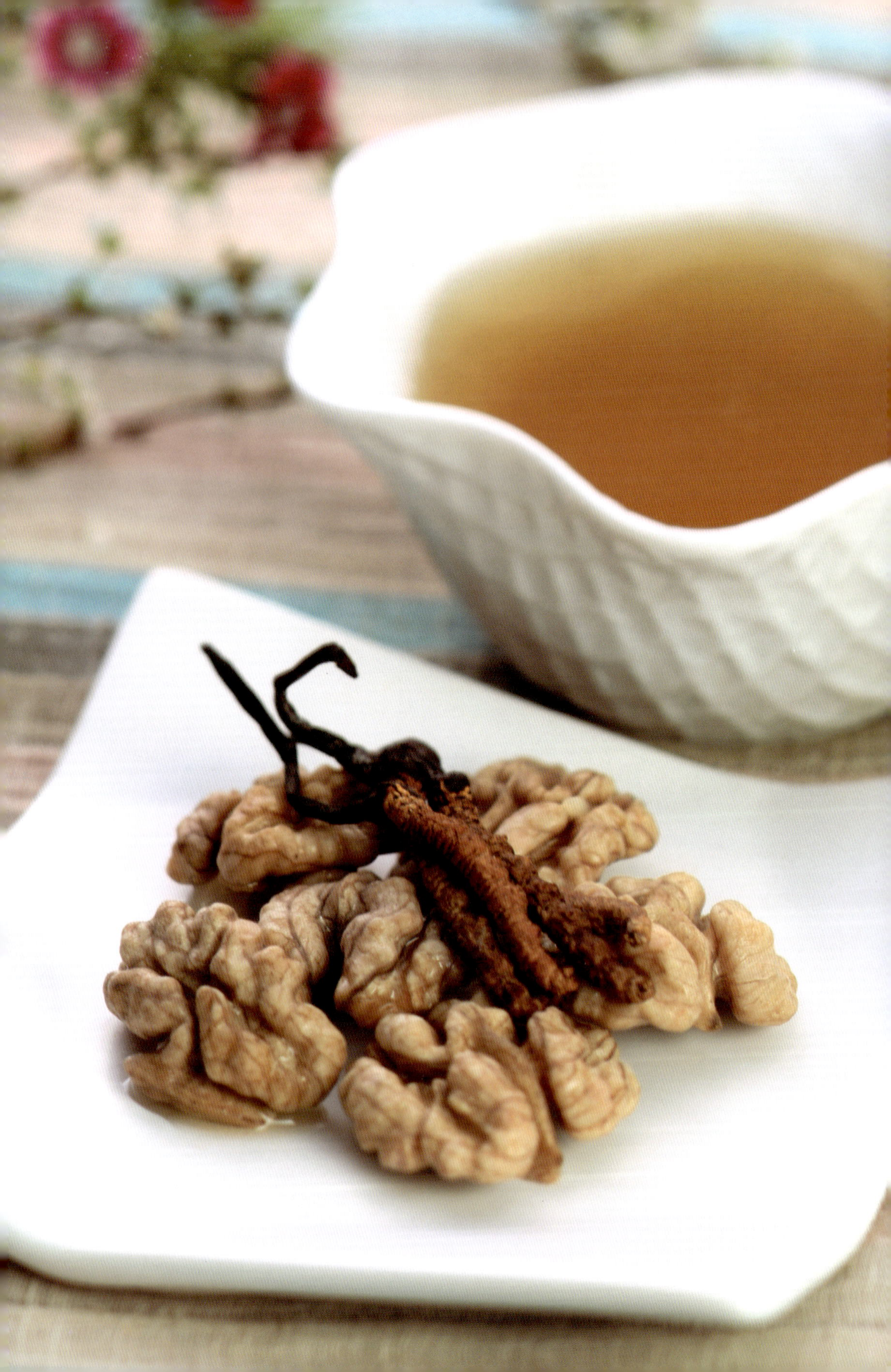

虫草核桃汤

健脑增智，补虚益肾，可用于治疗肾虚气喘等症

材　料　冬虫夏草10克，核桃仁50克，蜜枣5粒，瘦肉400克，水5碗

调味料　盐少许

做　法　1. 将材料洗净，瘦肉切片，一并放入煲内。

2. 加水先用武火煮沸，再改用文火煲2小时，加入盐调味即可。

【医师的话】

- 适用于治疗体虚肾亏，如健忘、眩晕、失眠等症，亦可用于治疗肾虚气喘等症。
- 冬虫夏草能提高大脑神经功能。核桃仁属于坚果，具有健脑益智功效。两者合用能起到健脑益智作用。

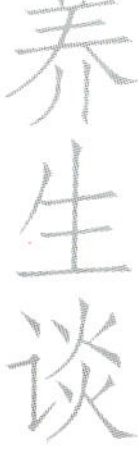

【虫草鲍鱼鸡汤】

做一份补肺益肾、益精明目的虫草鲍鱼鸡汤：

材　料　急冻鲍鱼200克，冬虫夏草10克，芥蓝20克，蘑菇20克，熟火腿20克，鸡1只，姜3片，葱段5克，水适量

调味料　盐、酒适量

做　法　1. 鲍鱼洗净，切片。冬虫夏草洗净。蘑菇、火腿、芥蓝均切片。

2. 鸡杀好洗净，氽水5分钟，取出，冲净。

3. 将鲍鱼片、鸡、冬虫夏草放入锅，加姜片、葱段，水适量，用武火煲至水沸，转文火煲2小时，再下蘑菇、芥蓝片及酒、盐共煮约5分钟，即成。

虫草灵芝汤

益智健脑，益气养阴，扶正固本

材　料　冬虫夏草5克，灵芝5克，瘦肉400克，无花果3粒，水6碗

调味料　盐少许

做　法　1. 冬虫夏草和无花果略冲洗，瘦肉洗净并切片，与灵芝一并放入煲内。

2. 加水，先用武火煮沸，再用文火煲2小时，加盐调味即可。

【医师的话】

- 《神农本草经》中记载灵芝能益精气、保神，是治疗神经衰弱、失眠的有效药物，与抗衰益智的冬虫夏草同用能增强健脑之功。
- 本方能补虚健脑，适用于老年人或病后体虚，如记忆力减退、精神不振、睡眠不宁之症。

养生谈

【灵芝】

灵芝有五六色，以紫芝、赤芝多用。
益气补虚、滋阴强壮。可治虚劳气短、头晕失眠、心悸心跳、
高血压、冠心病、血脂过高、消化不良等症。
赤芝味苦，故煲汤以紫芝为好。

《白蛇传》白娘子盗仙草的神话传说中，能使人起死回生的灵芝草长在云雾缭绕的巍峨的昆仑山顶，由鹿童、仙鹤守护，为众仙人所享。白娘子为求仙草救活许仙，越万重山水，历尽艰辛才爬上山顶找到仙草，又遇到鹿童与仙鹤的攻击。危难时分，白娘子向南极仙翁苦苦哀求，南极仙翁为白娘子对爱情忠贞不渝的精神所感动，应允她取仙草而去。在这里，灵芝成了爱情忠贞的象征。

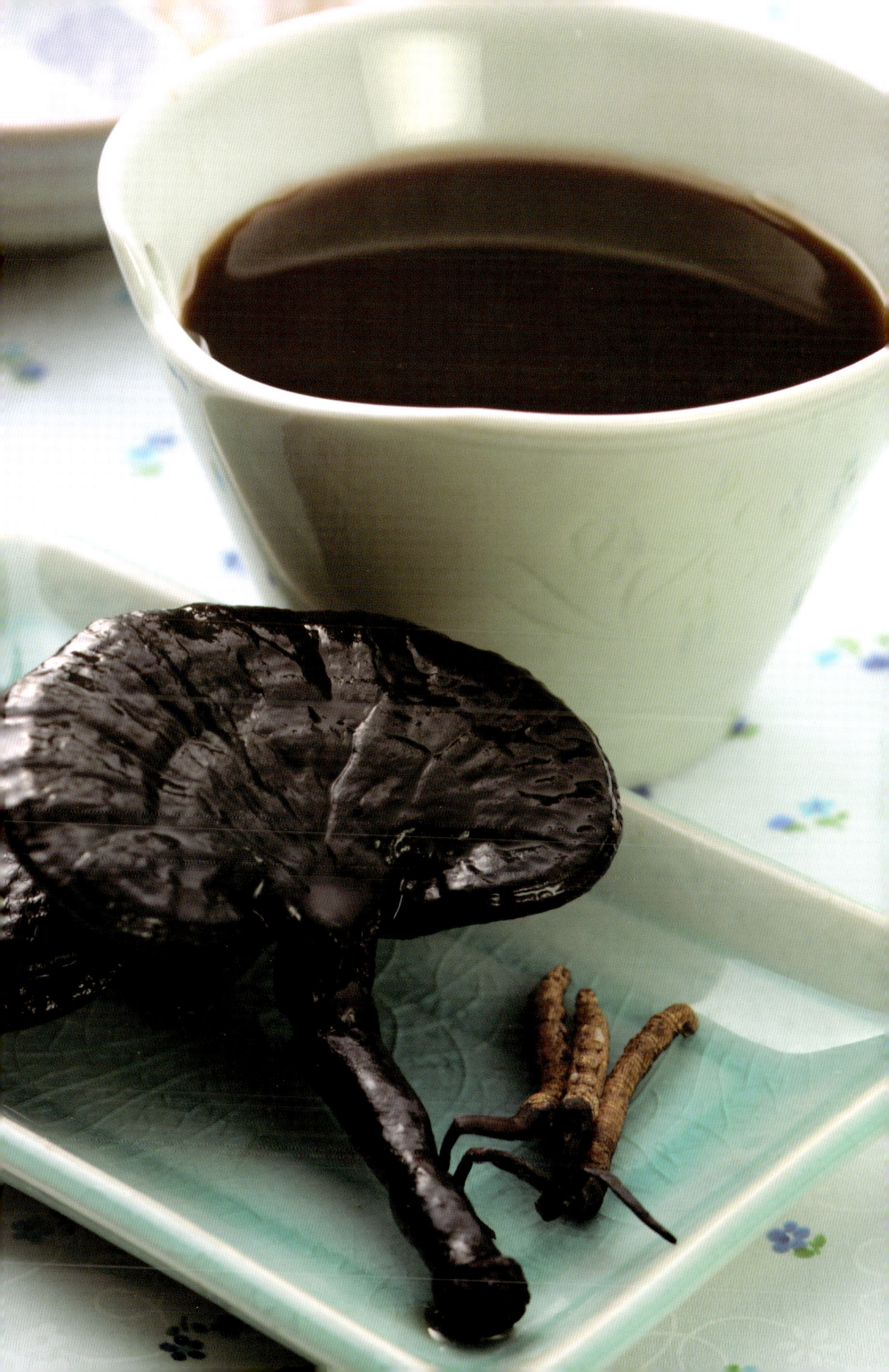

虫草参芪鸡汤

益气养阴，适宜产后补养身体

材　料　冬虫夏草10克，黄芪20克，党参20克，枸杞15克，鸡1只，姜3片，水适量

调味料　盐适量

做　法　1. 鸡杀好洗净，汆水5分钟，取出，冲净。

2. 将冬虫夏草、黄芪、党参、枸杞略冲洗，与鸡及姜片一并放入煲内。

3. 加适量水，先用大火煮沸，再用小火煲2小时，加盐调味即可。

【医师的话】

- 有些产妇会出现精神疲乏、说话有气无力、稍活动就感到气喘气急、饮食减少、进食后腹胀、大便不成形、容易出汗等气虚病症，因此宜健脾补气。
- 本方中的党参、黄芪补益力强，合冬虫夏草、枸杞子补肾益精，效果更佳。适宜于产后脾虚气弱者服用。

养生谈

【杞子】

味甘，性平。归肝、肾经。

功效主治：滋肾，润肺，补肝，明目。治肝肾阴亏，腰膝酸软，头昏，目眩，目昏多泪，虚劳咳嗽，消渴，遗精等。

明朝刘公石著的《保寿堂方》上记载：有一天，一个怪异人物张某，人称“赤脚张”，向猗氏县的一位老人传授了经常食用枸杞延年益寿的方法。听后，这位老人就常年坚持食用枸杞，果然十分奏效。老人寿百余，行走轻如飞，发白返黑，齿落更生，阳事强健。

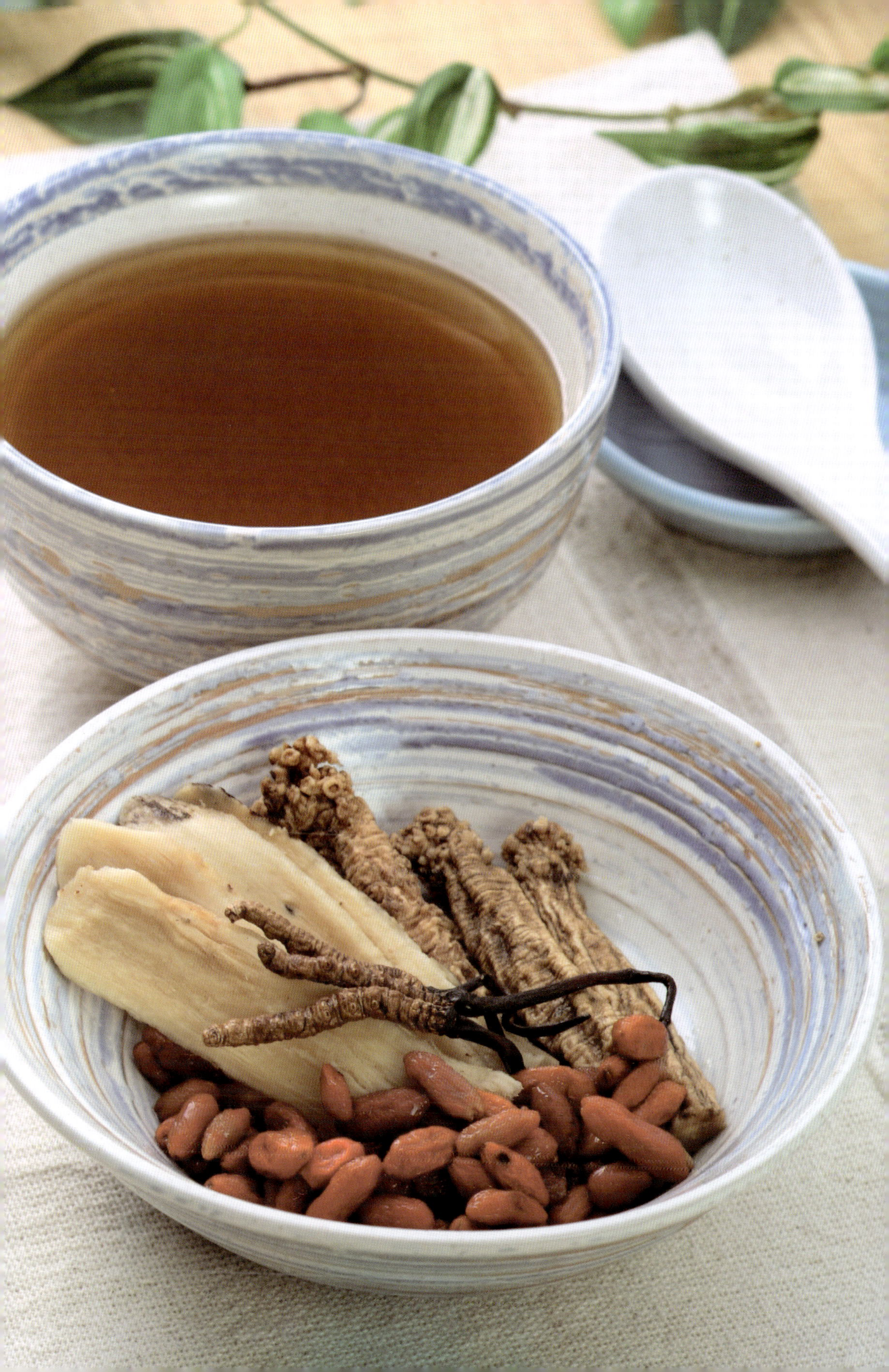

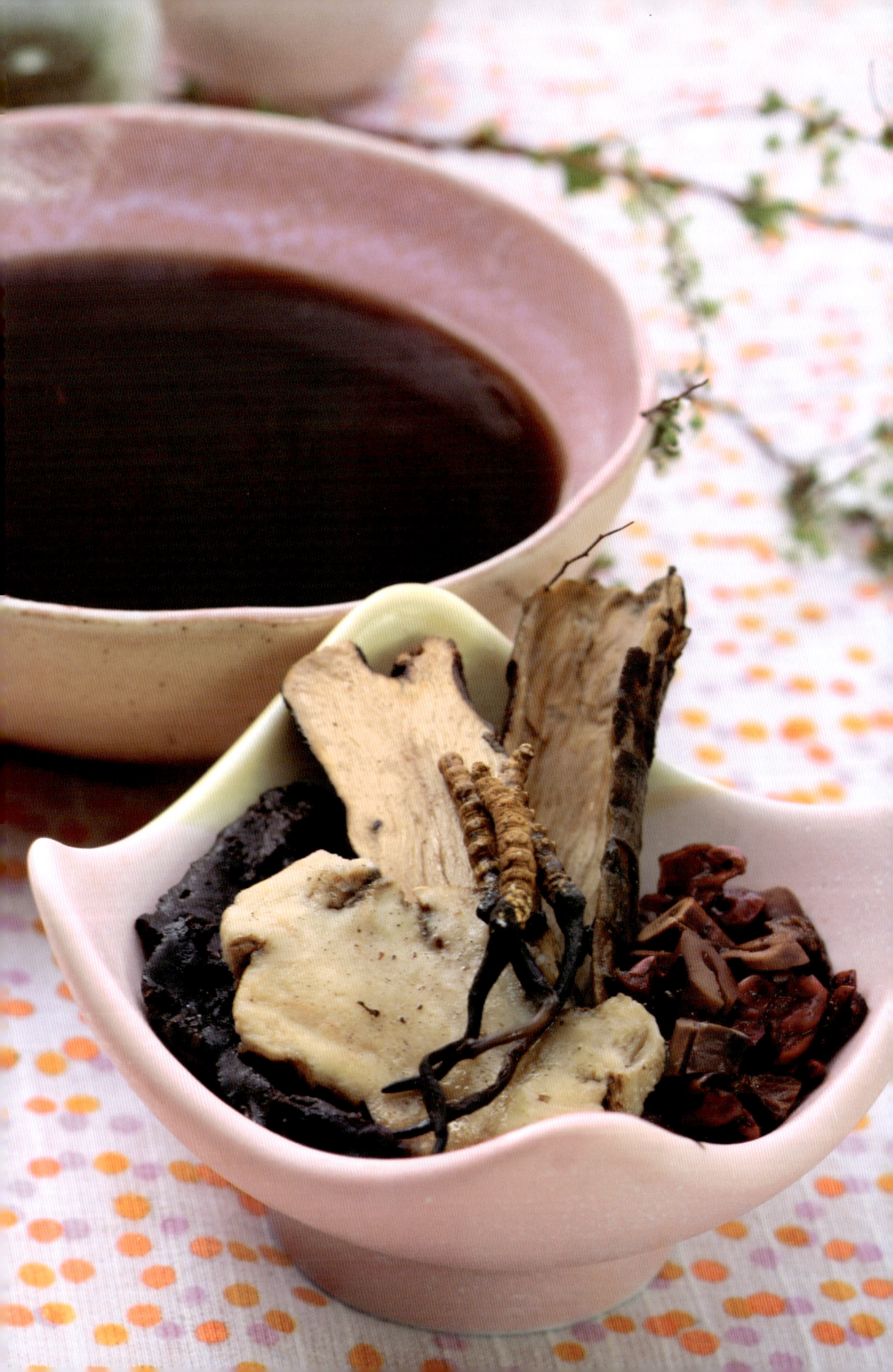

滋肾消斑汤

滋肾养血，祛斑消斑，美颜

材　料　冬虫夏草3克，熟地黄15克，生地黄15克，山萸肉10克，当归10克，赤芍10克，丹皮10克，瘦肉300克，水5碗

调味料　盐少许

做　法　1. 将材料（瘦肉除外）用清水略冲洗，一并放入煲内，加水浸泡1小时。

2. 瘦肉洗净并切片，也放入煲内。

3. 先用大火煮沸，再用小火煲2小时，加盐调味即可。

【医师的话】

- 用于治疗肾虚血亏，面部出现的黄褐斑病症。
- 妇女月经不调多由于阴血亏虚、内有淤阻，故本方亦适用于妇女调经。

养生谈

【当归】

补血活血，调经止痛，润肠通便。

主治血虚萎黄，眩晕心悸，月经不调，经闭痛经，虚寒腹痛，跌打损伤，风湿痹痛，痈疽疮疡，肠燥便秘，久咳气喘。

相传古时候主产当归的中国甘肃岷山地区，有位叫芹嫂的妇女，盼望丈夫归来，早晚都站在崖坡上翘首以待。久而久之，芹嫂积郁成疾而死，葬于崖坡。至此，芹嫂的灵魂化成一株治病的“仙草”，仍在那里期待着丈夫的归来，故后来人们将“仙草”取名为“当归”。

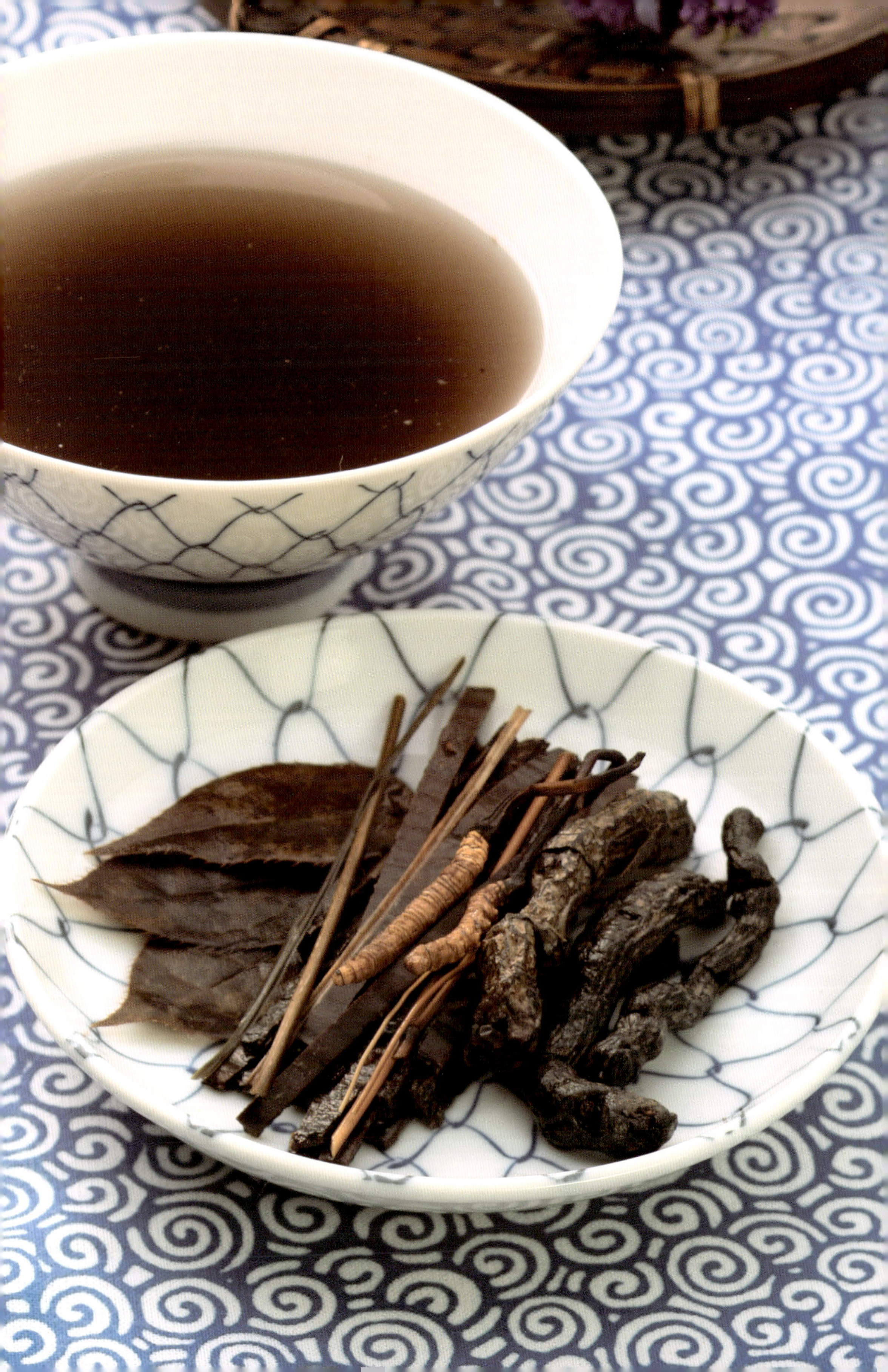

补肾壮阳猪腱汤

益肾补阳 改善性功能，

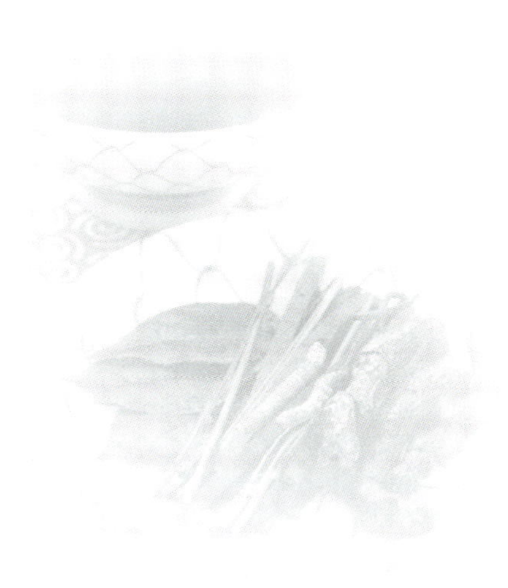

材　料	冬虫夏草5克，巴戟天15克，杜仲15克，淫羊藿15克，猪腱300克，水5碗
调味料	盐少许
做　法	1. 将材料（猪腱除外）用清水略冲洗，一并放入煲内，加水浸泡1小时。
	2. 猪腱洗净并切片，也放入煲内。
	3. 先用大火煮沸，再用小火煲2小时，加盐调味即可。

【医师的话】　本方对阳痿、遗精、腰膝酸痛等病症有防治作用。

养生谈

【淫羊藿】

性味辛、甘，温。补肾阳，祛风湿，止咳喘。

中国南北朝时期，一些牧羊人发现，每当羊啃吃一种小草之后，发情的次数特别多，公羊的阳具勃起不软，与母羊的交配次数明显增多，交配的时间也延长。当时的医学家陶弘景听了后，十分感兴趣，多次随牧羊人一起实地考察，认定这种小草有壮阳作用。他便以这种小草配入药方，治疗阳痿病人。病人服药后果然见效。后来收录在他的中药专著《本草经集注》中。由于这种小草能使羊的淫性增加，故称之为淫羊藿。

虫草银耳汤

保肺益肾，补虚益脑，和血化痰，可辅助治疗肺结核虚劳咳嗽

材　料　冬虫夏草10克，银耳15克，水3碗

调味料　冰糖或白糖30克

做　法
1. 冬虫夏草洗净，滤干，用煲鱼汤袋包好，备用。
2. 将银耳先洗一遍，除去杂质，加冷水浸泡1小时，剪去硬梗，连同浸液倒入小沙锅内。
3. 再将虫草包和冰糖一起放入，用小火慢炖2~3小时，熄火，取出虫草包。

【医师的话】
- 每日2次，每次1小碗，早晨空腹食，晚上临睡食，食后漱口。
- 这是肺结核病人甜品中的一个营养方剂。适宜于肺结核虚劳咳嗽，常食有良好的疗养效果。对支气管扩张和肾结核患者也相宜。

养生谈

【银耳】
味甘淡，药性平和。能提高肝脏解毒能力，起保肝作用；对老年慢性支气管炎、肺原性心脏病有一定疗效；富含维生素D，能防止钙的流失，对生长发育十分有益；富含硒等微量元素，可以增强机体抗肿瘤的免疫力；富有天然植物性胶质，加上它的滋阴作用，长期服用可以润肤，并有祛除脸部黄褐斑、雀斑的功效；银耳中的有效成分酸性多糖类物质，能增强人体的免疫力，调动淋巴细胞，加强白细胞的吞噬能力，兴奋骨髓造血功能。

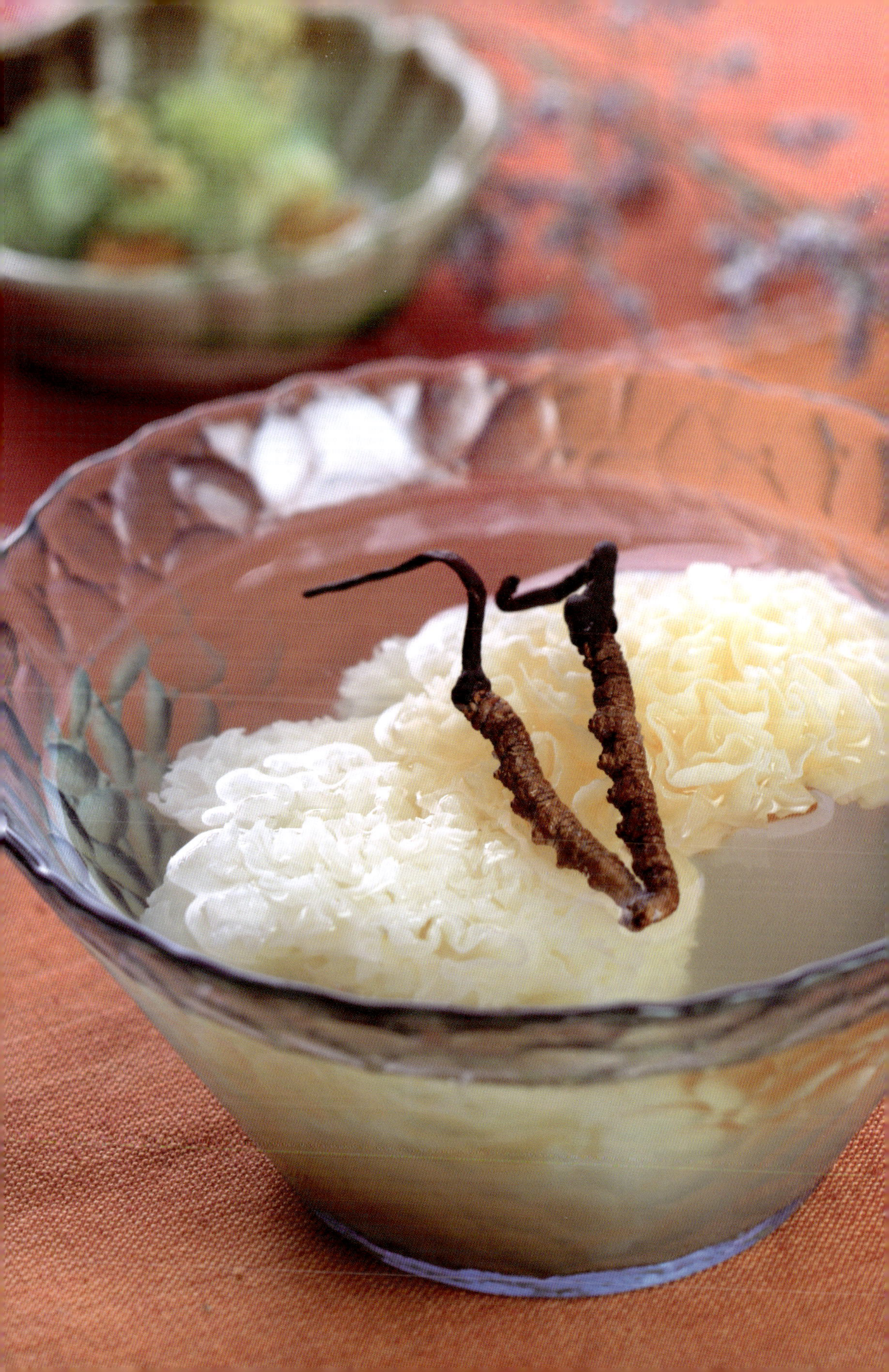

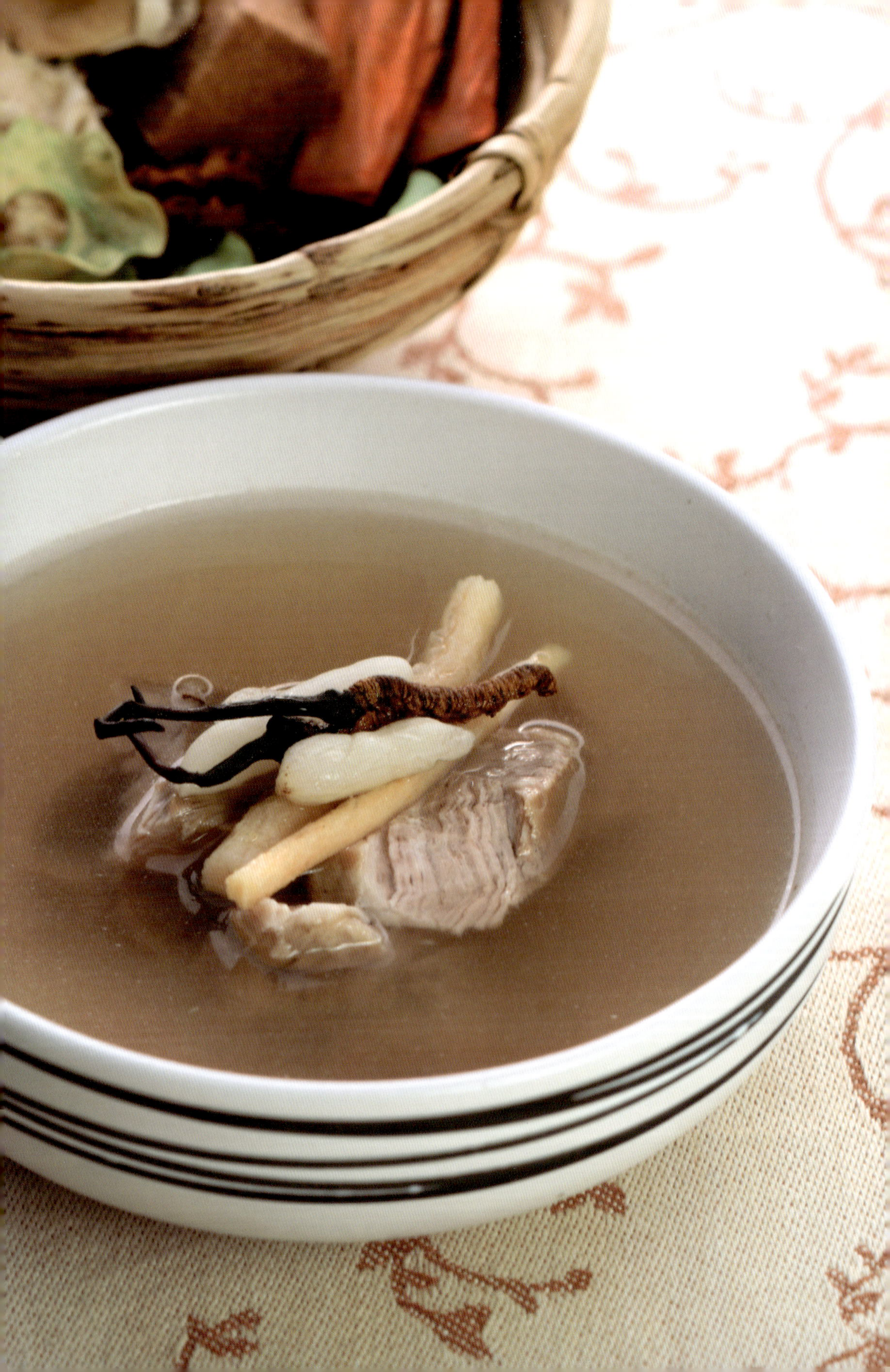

虫草麦冬猪骨汤

益气养阴，可辅助治疗肺结核

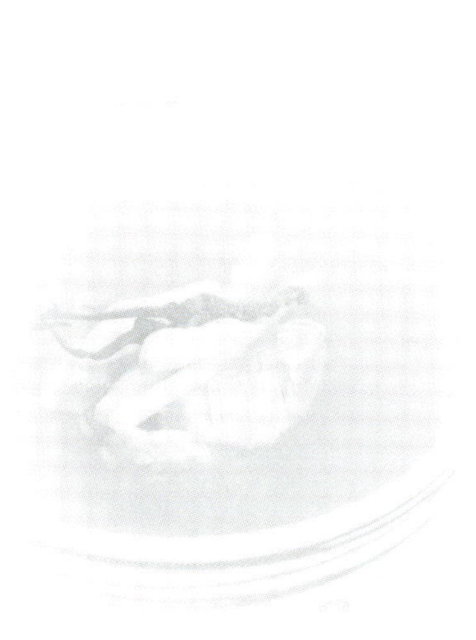

材　料　冬虫夏草、麦冬、沙参各9克，猪骨300克，去核红枣5粒，水5碗

调味料　盐适量

做　法　1. 猪骨切块，汆水，洗净。

2. 冬虫夏草、麦冬、沙参略冲洗。

3. 将猪骨与冬虫夏草、麦冬、沙参、红枣一起放入煲内，加水，用文火煨汤，加入盐调味，即可食用。

【医师的话】

- 喝汤，食用。
- 适宜于肺结核病人辅助治疗。

养生谈

【麦冬】

百合科植物麦冬的块根，别名麦门冬、沿阶草，为常用中药。

性味甘、微苦、微寒，润肺养阴、清心除烦、养胃生津。

现代医学认为麦冬具有强心、利尿、抗菌的作用。

主治热病伤津、心烦、口渴、咽干、肺热燥咳、肺结核等。

虫草黄芩汤

益气养阴，抗痨杀虫，可辅助治疗肺结核

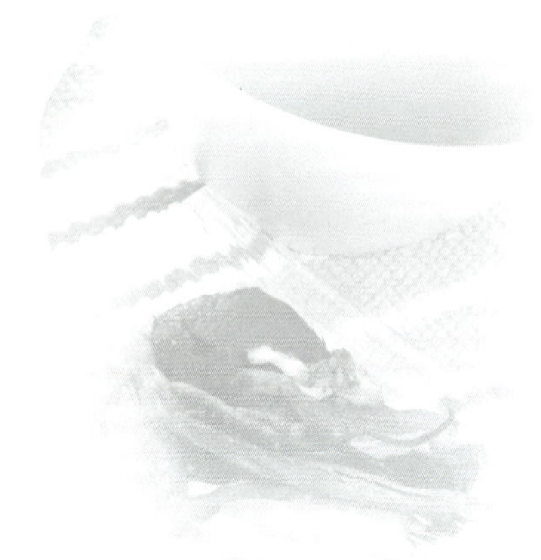

材　料　冬虫夏草12克，黄芩、牡蛎、白芨、百部、莱菔子、天冬各10克，黄药子、陈皮各6克，瘦肉350克，水适量

调味料　盐适量

做　法　1. 瘦肉洗净切块，其他材料略冲洗。

2. 将全部材料放入煲内，加水适量，用文火煲2小时，加盐调味即可。

【医师的话】　适宜于肺结核、咳血、盗汗等症病人辅助治疗。

养生谈

【黄芩】

苦，寒。归肺、胆、脾、大肠、小肠经。

清热燥湿，泻火解毒，止血，安胎。

用于湿温、暑温胸闷呕恶，湿热痞满，泻痢，黄疸，肺热咳嗽，高热烦渴，血热吐衄，痈肿疮毒，胎动不安。

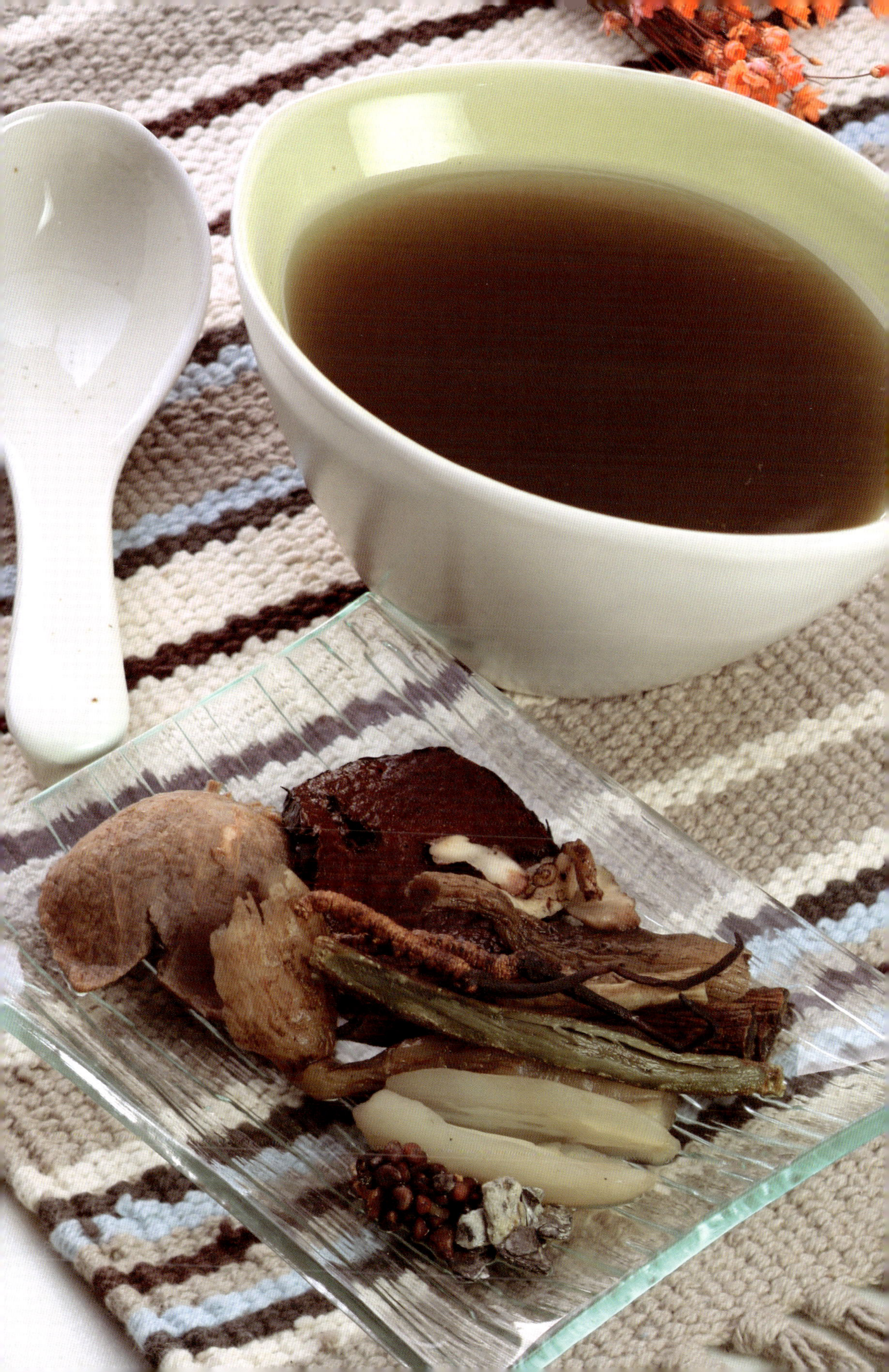

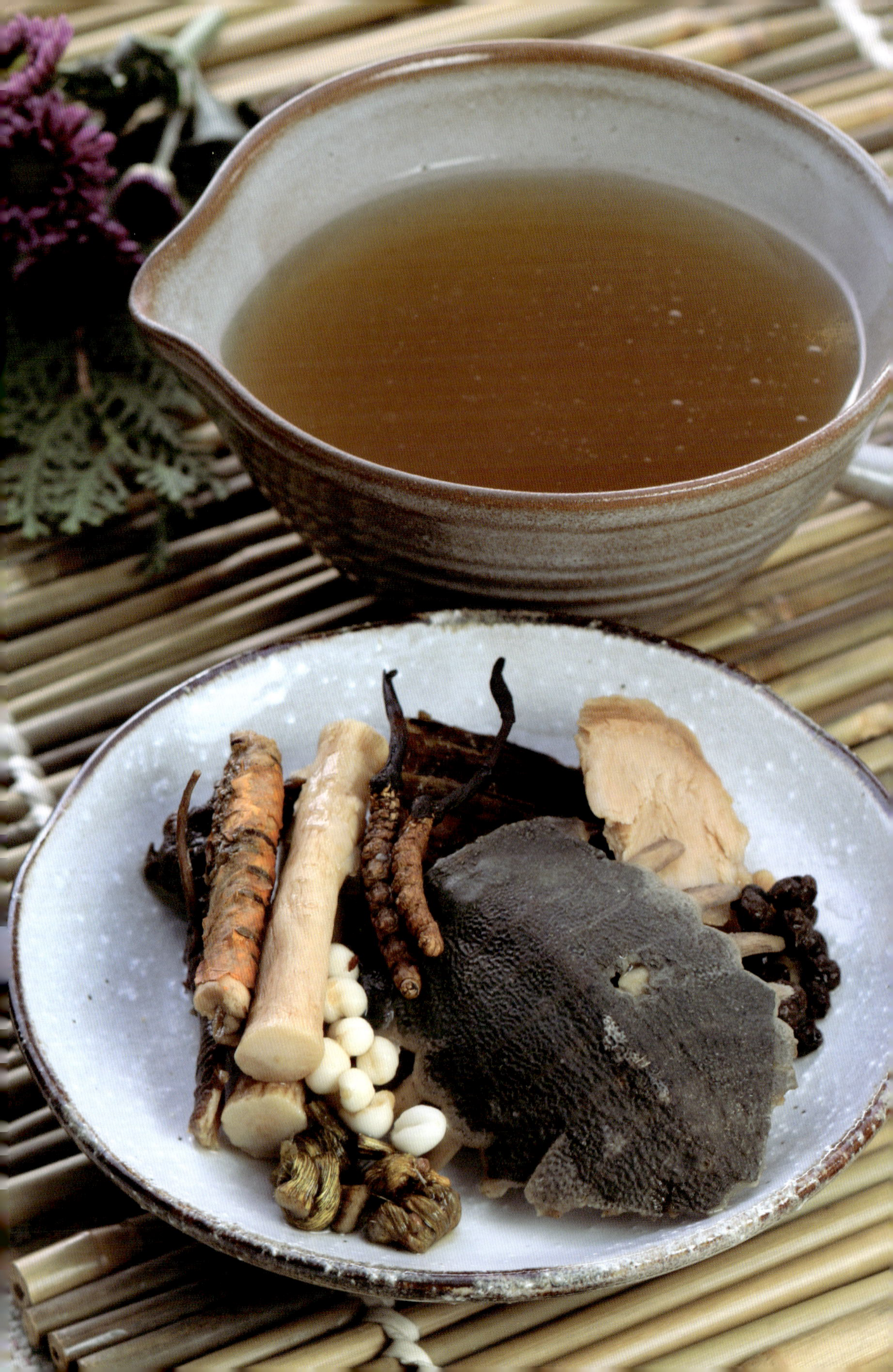

虫草辽参汤

益气养阴，化痰散结，清热解毒，可辅助治疗肺结核

材　料　冬虫夏草7克，辽参、川贝母、桑白皮各9克，地骨皮12克，酒百部6克，炙百合15克，炒杏仁6克，柴胡4克，石斛9克，五味子4克，炙鳖甲12克，丝瓜络、怀牛膝各9克，瘦肉450克，去核红枣5粒，水适量

调味料　盐适量

做　法
1. 瘦肉洗净切块，其他材料略冲洗。
2. 将全部材料放入煲内，加水，用文火煲2小时，加盐调味即可。

【医师的话】适宜于结核性胸膜炎及肺结核病人辅助治疗。

养生谈

【辽参】
海参种类繁多，其中以辽东半岛周围海域出产者最佳，故名辽参。
以日本北海道出产的最为优质。
辽参蕴含丰富的蛋白质，能补肾益精，养血润燥，特别对甲状腺疾病患者有极大的食疗功效。

滋润养肺汤

益肾填精，敛肺止咳

材　料　冬虫夏草10克，当归10克，熟地黄、肉苁蓉、紫石英、龟板、鳖甲、怀牛膝各12克，牡蛎18克，核桃肉30克，瘦肉300克，水6碗

调味料　盐适量

做　法
1. 瘦肉洗净切块，其他材料略冲洗，冬虫夏草连同熟地黄、当归、肉苁蓉、怀牛膝、核桃肉一起放入盆内，先用水浸泡1小时。
2. 把瘦肉、紫石英、龟板、牡蛎、鳖甲和浸好的其他药材放入煲内，加水，用文火煲2小时，加盐调味即可。

【医师的话】　适宜于肺心病慢性久咳不愈、盗汗、咳则气逆、头晕者。

养生谈

【牡蛎】
敛阴，潜阳，止汗，涩精，化痰，软坚。
治惊痫、眩晕、自汗、盗汗、遗精、淋浊、崩漏、带下、瘿瘤。
用于惊悸失眠，眩晕耳鸣，瘰疬痰核，瘕痞块，
自汗盗汗，遗精崩带，胃痛泛酸。

传说在所有的食物中，牡蛎代表爱情。科学证实了这一点。两至三只牡蛎就足以提供男性生殖系统一天正常运行所需的锌元素和矿物质。常见菜式如芥末酱油炸牡蛎、乳脂炖牡蛎肉等。

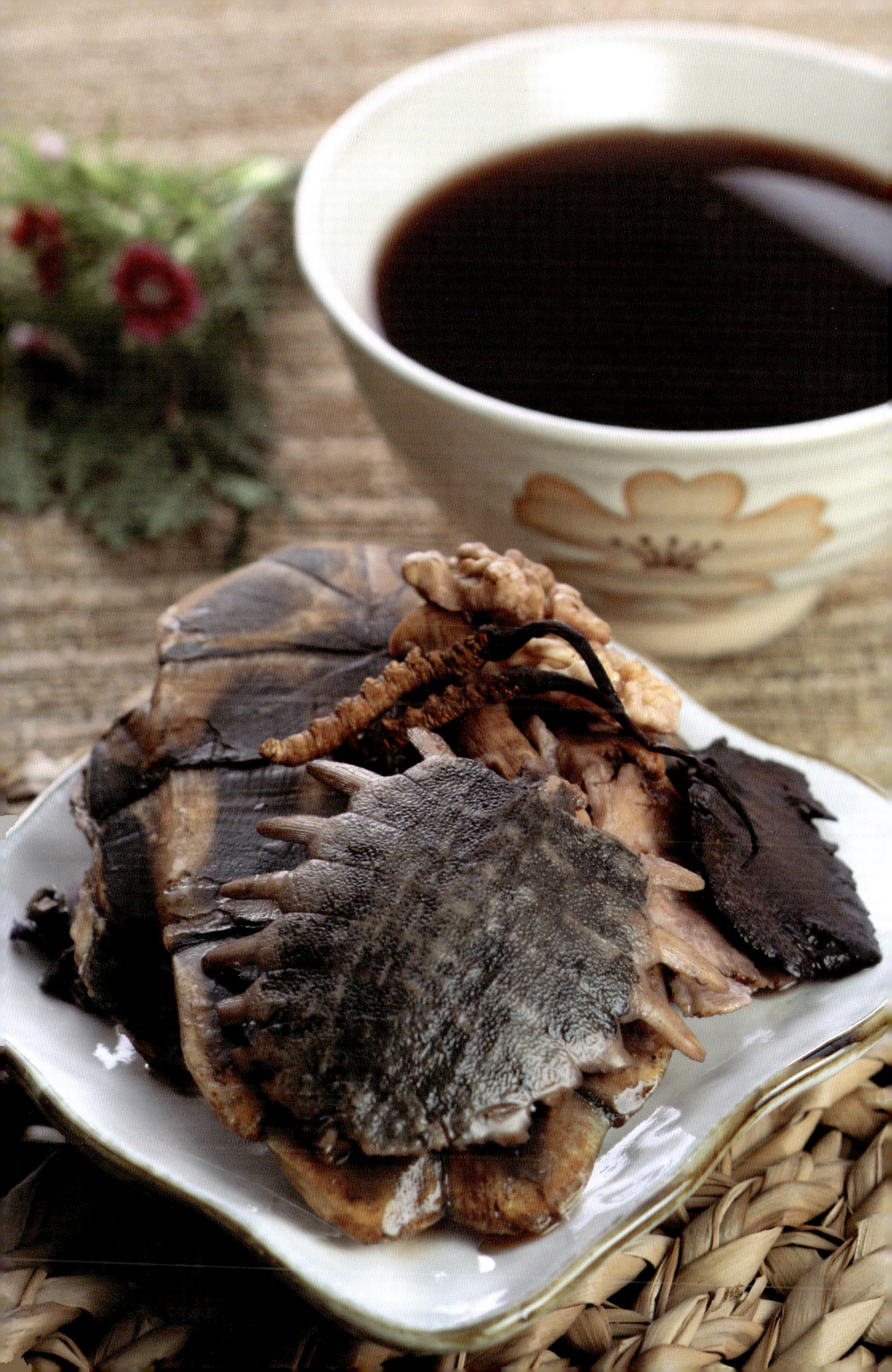

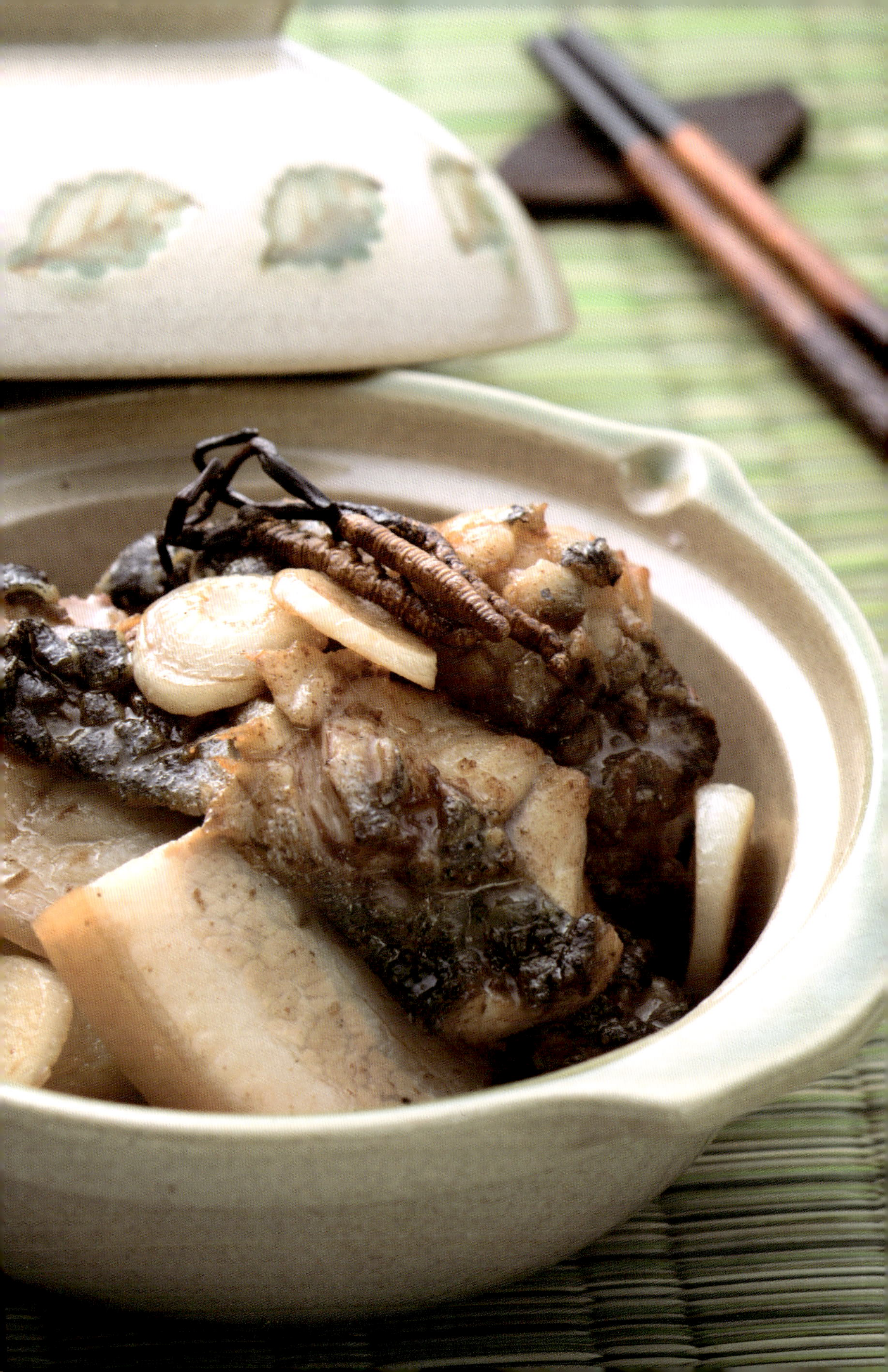

冬虫夏草煲鳝片

滋阴壮阳，补气益血

材　料　冬虫夏草1~3克，大鳝片500克，猪五花肉40克，油适量，上汤1000毫升，炸蒜头5粒

调味料　酒、蚝油、豉油、糖、盐各适量

做　法

1. 冬虫夏草洗净。大鳝片皮朝下放在砧板上，用刀背在鳝片肉面上轻轻排敲拍松，切斜刀块。五花肉切厚片。
2. 锅置旺火上，注油，待烧至八成热时，逐一加入鳝片炸至金黄。见鳝肉表面呈芝麻花状浮起，即盛起，以漏勺沥油，用清水漂洗。
3. 将鳝片、五花肉片、冬虫夏草放入煲内，加上汤焖至鳝肉松软，加入蒜头和调味料，接着用中小火焖约1小时。

【医师的话】

- 适用于病后体虚、咳嗽、风湿痹痛、脚气、风疹、夜盲、淋巴结核等症。
- 鳝鱼多食易致时行病复发，故不宜一次食用太多。

养生谈

【鳝鱼】

合鳃科动物。性味甘、温，补气血，强筋骨、祛风湿、填虚损。

含蛋白质，氨基酸，脂肪，维生素A、B_1，烟酸和矿物元素钙、磷、铁等物质。

相传，中国古代有些大力士之所以力大无穷，就是由于常吃鳝鱼的缘故。旧时把走江湖的人通称为卖大力丸的。其实，古医书《本经逢原》上，还真有“大力丸”的配方，其中一味主药就是鳝鱼。

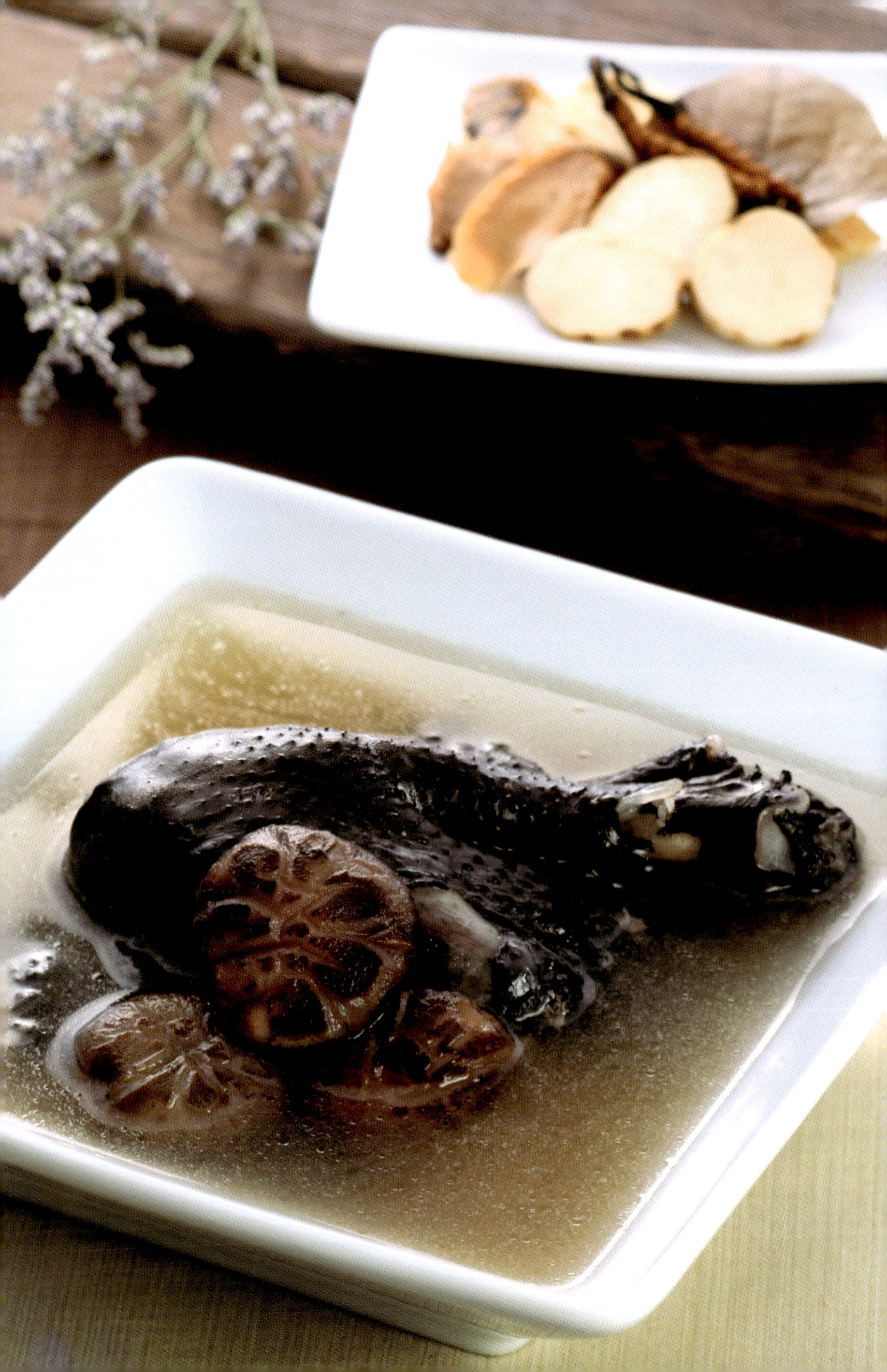

乌鸡冬虫夏草煲

益气补血，滋阴温阳，养颜

材　料　冬虫夏草3克，乌鸡1只，冬菇30克，生晒参10克，黄芪10克，淫羊藿10克，天花粉10克，水适量

调味料　黄酒、盐各少许

做　法
1. 乌鸡杀好，用温水洗净。
2. 冬虫夏草用温水洗净；生晒参、黄芪、淫羊藿、天花粉等药材略冲洗，用煲鱼汤袋包好，用水浸1小时。
3. 冬菇洗净，浸软。
4. 将所有材料同放煲中，加黄酒、盐，用小火煲2小时，去药包，即可。

【医师的话】

- 乌鸡有养血补虚的作用，配合冬虫夏草、生晒参等可补气益精。使面色红润，气血旺盛，起到美容效果。
- 本方中的淫羊藿有温阳补虚的效果，以温补助阳，有益于改善冬季天寒面色暗滞。

养生谈

【乌鸡】

骨、肉可补虚劳、治消渴，特别适用于产妇恢复体力；其肝具有补血益气、帮助消化的作用，对肝虚目暗、妇人胎漏以及贫血等症有效；血有祛风活血、通经活络的作用，可治疗小儿惊风、口面歪斜、痈疽疮癣等；胆有消炎解毒、止咳祛痰和清肝明目的作用，主治小儿百日咳、慢性支气管炎、小儿菌痢、耳后湿疮、痔疮、目赤多泪等；鸡内金具有消食化积、涩精缩尿等功效，可治疗消化不良、反胃呕吐、遗精遗尿等；脑可治小儿癫痫及难产；鸡嗉可治噎膈、小便失禁、发育不良等。

淮山虫草炖猪骨

改善骨质疏松，填髓益精，健脾补肾

材　料　冬虫夏草5克，猪骨500克，淮山50克，杜仲10克，枸杞10克，上汤适量

调味料　黄酒、盐各少许

做　法　1. 将猪骨洗净，切块，放沸水中焯去血水。

2. 淮山、杜仲、枸杞略冲洗，一并用水略浸。

3. 冬虫夏草洗净，连同猪骨、所浸药材，一并放入煲中，加黄酒、上汤，用小火炖2~3小时，去杜仲，加盐调味。

【医师的话】

- 本方有助于辅助治疗骨质疏松症。
- 适用于年老体弱、筋骨酸软、浑身疼痛者。

养生谈

【淮山】

味甘，药性平。

有健脾，补肺，益肾功效，可治疗脾虚泻，慢性肠炎，肺虚喘咳，慢性肾炎，糖尿病，遗精，遗尿，白带。

感冒、温热、实邪及肠胃积滞者忌用。

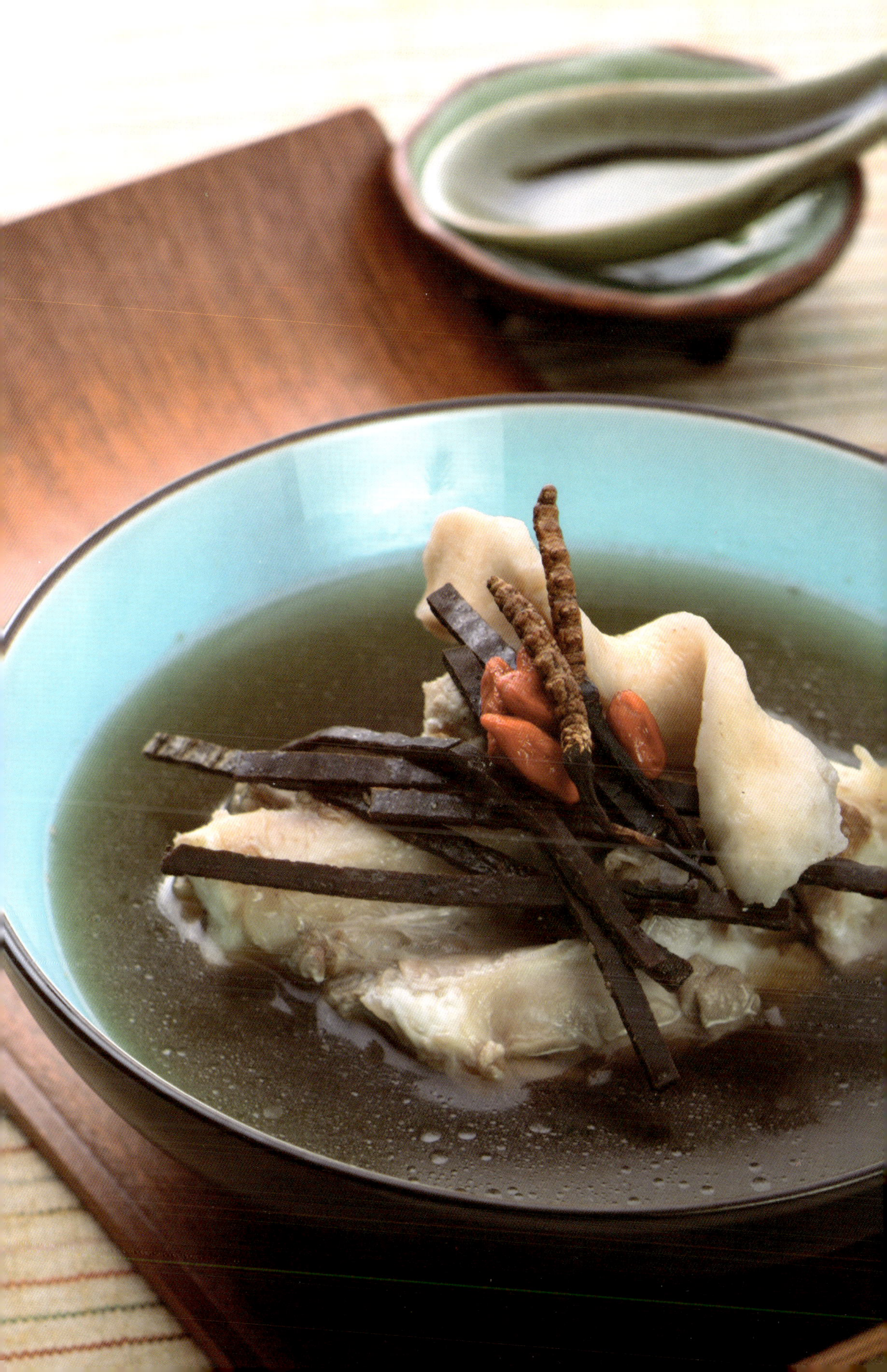

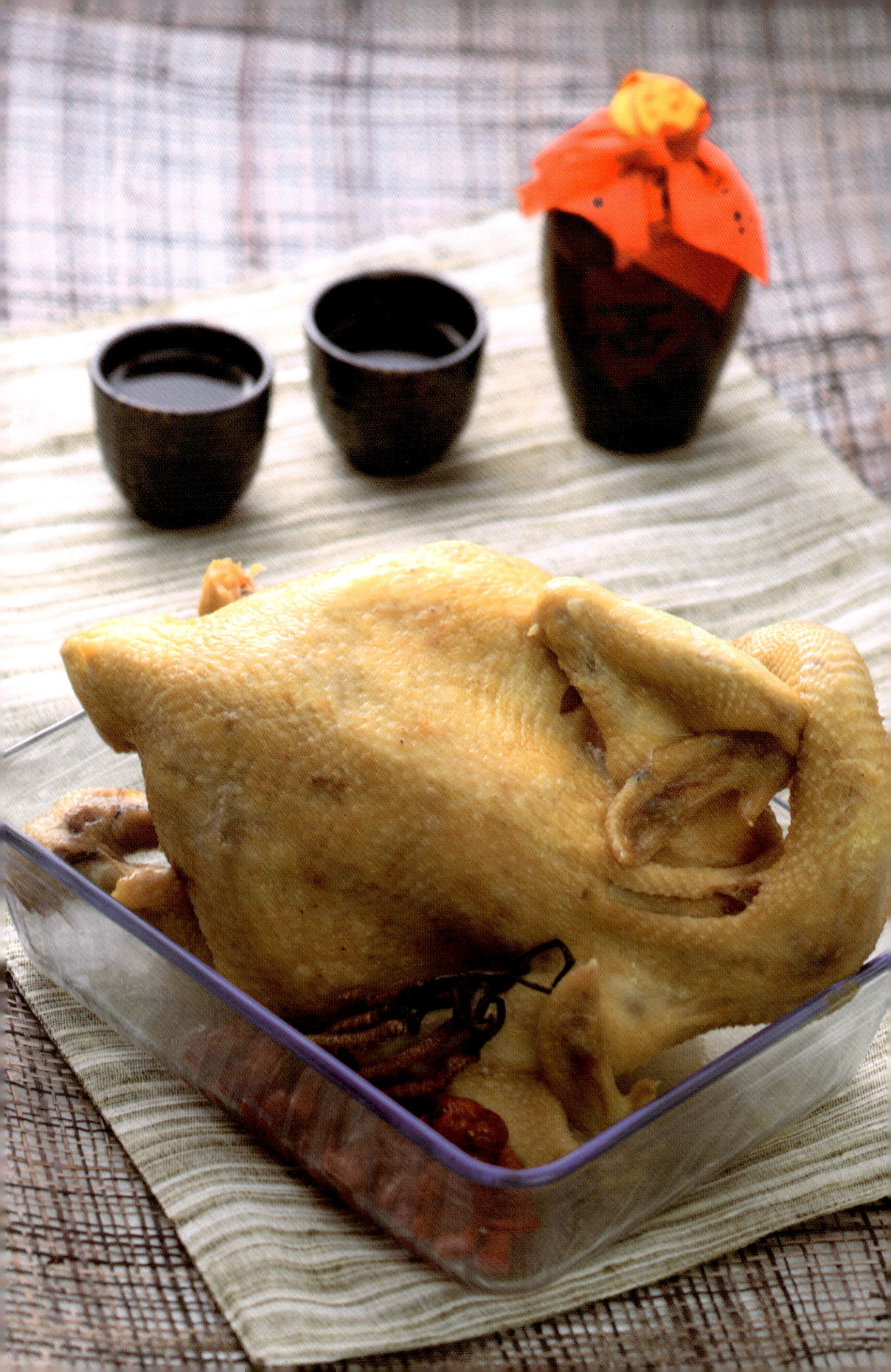

虫草杞子鸡

益肾生精，补气养血

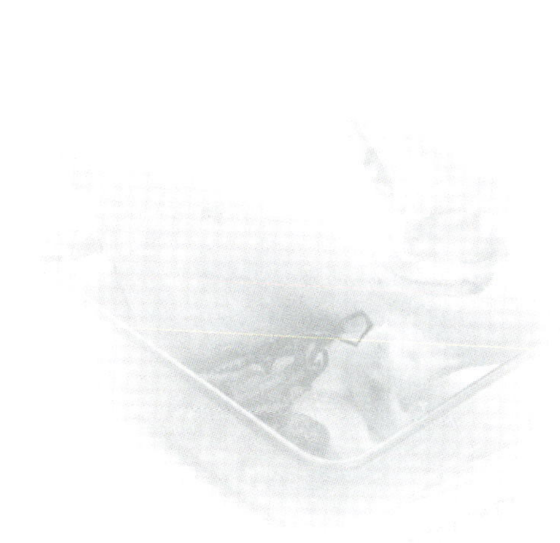

材　料	冬虫夏草10克，母鸡1只，去核红枣20克，枸杞20克，葱1根，姜2片，上汤适量
调味料	酒、盐各适量

做　法

1. 母鸡杀好洗净，氽水，捞出。
2. 冬虫夏草、枸杞、红枣洗净，用水泡15分钟后，放入鸡腹内，加酒、葱、姜、上汤，上笼蒸熟，挑去葱、姜，加盐，即可。

【医师的话】

- 适用于体虚贫血、腰膝酸软、乏力畏寒等症。
- 亦可用于肾虚表现的女性月经不调，男性阳痿、遗精等。

养生谈

【母鸡】

以鸡作食疗品，宜用老母鸡。因老母鸡祛风补血之力远较嫩鸡好，且老鸡一般较瘦，脂肪质少，但钙则较多。炖老母鸡对身体虚弱者及产妇很有调补之效。

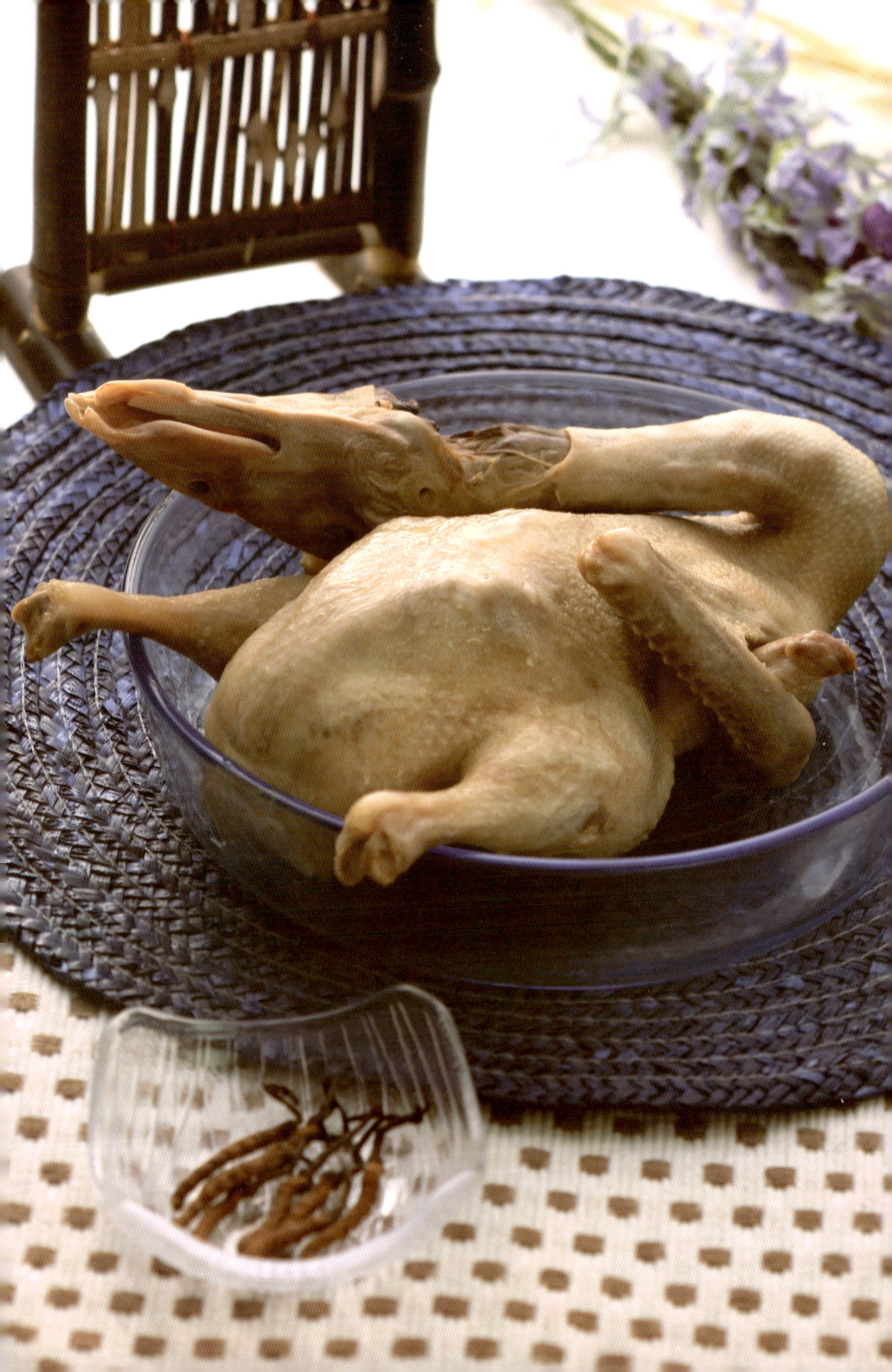

冬虫夏草炖老鸭

延年益寿，补虚损，益肺肾，养精气

材　料　冬虫夏草30克，老鸭1只（约750克），生姜2片，葱1根，水适量

调味料　盐、胡椒粉、黄酒各适量

做　法

1. 老鸭杀好洗净，氽水后，沥干。
2. 冬虫夏草用温水洗净，备用。
3. 用竹签从鸭腹部斜插进，使其成为深约1厘米的小孔，将冬虫夏草头部插进鸭腹内小孔，子座留在外面；全部冬虫夏草插完后，将鸭腹部向下，装大碗内，加入生姜、葱、盐、胡椒粉、黄酒等调味料，盖好，放煲内，隔水炖3小时，至鸭肉熟烂，即成。

【医师的话】

- 冬虫夏草炖鸭的食用方法，在《本草纲目拾遗》一书的“虫草”项下就有记载。
- 冬虫夏草老鸭汤是闻名中外的药膳，具有抗衰老的功用，年老体弱者用之有助于抗衰健身。

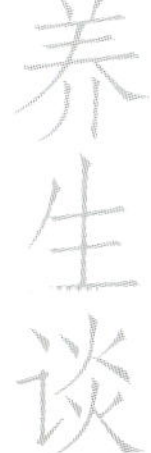

【老鸭】

老鸭是暑天的清补佳品，它不仅营养丰富，而且因其常年在水中生活，性偏凉，有滋五脏之阳、清虚劳之热、补血行水、养胃生津的功效。

冬虫夏草炖甲鱼

消除疲劳，滋阴退热，补肾固精，益气生津

材　料　冬虫夏草15克，甲鱼1只（约1000克），牛肉200克，淮山50克，枸杞30克，生姜15克，水适量

调味料　黄酒、盐各适量

做　法

1. 将甲鱼杀好洗净，除去黄膏，放热水中除去白色外皮，去油，切去头部不用，肉切块。
2. 牛肉用温水洗过，切成小块。
3. 冬虫夏草、枸杞、淮山、生姜分别洗净。
4. 将甲鱼肉放在大碗内，加入冬虫夏草、牛肉、杞子、淮山、生姜，放适量黄酒，加水，隔水炖3小时左右，加盐调味，即可。

【医师的话】

- 能有效地增强体质、振奋精神。
- 牛肉也可改用瘦猪肉。

养生谈

【甲鱼】

学名鳖。味甘，药性平，滋阴补肾，补中益气，补血凉血，清热除蒸，软坚散结。甲鱼肉营养价值极高，是宴席上的佳肴美味。甲壳含有动物胶、碘质、维生素D等成分，以醋炙酥或熬胶，药性尤佳，对医治阴虚、劳热、骨蒸、症瘕积聚等症，疗效显著。

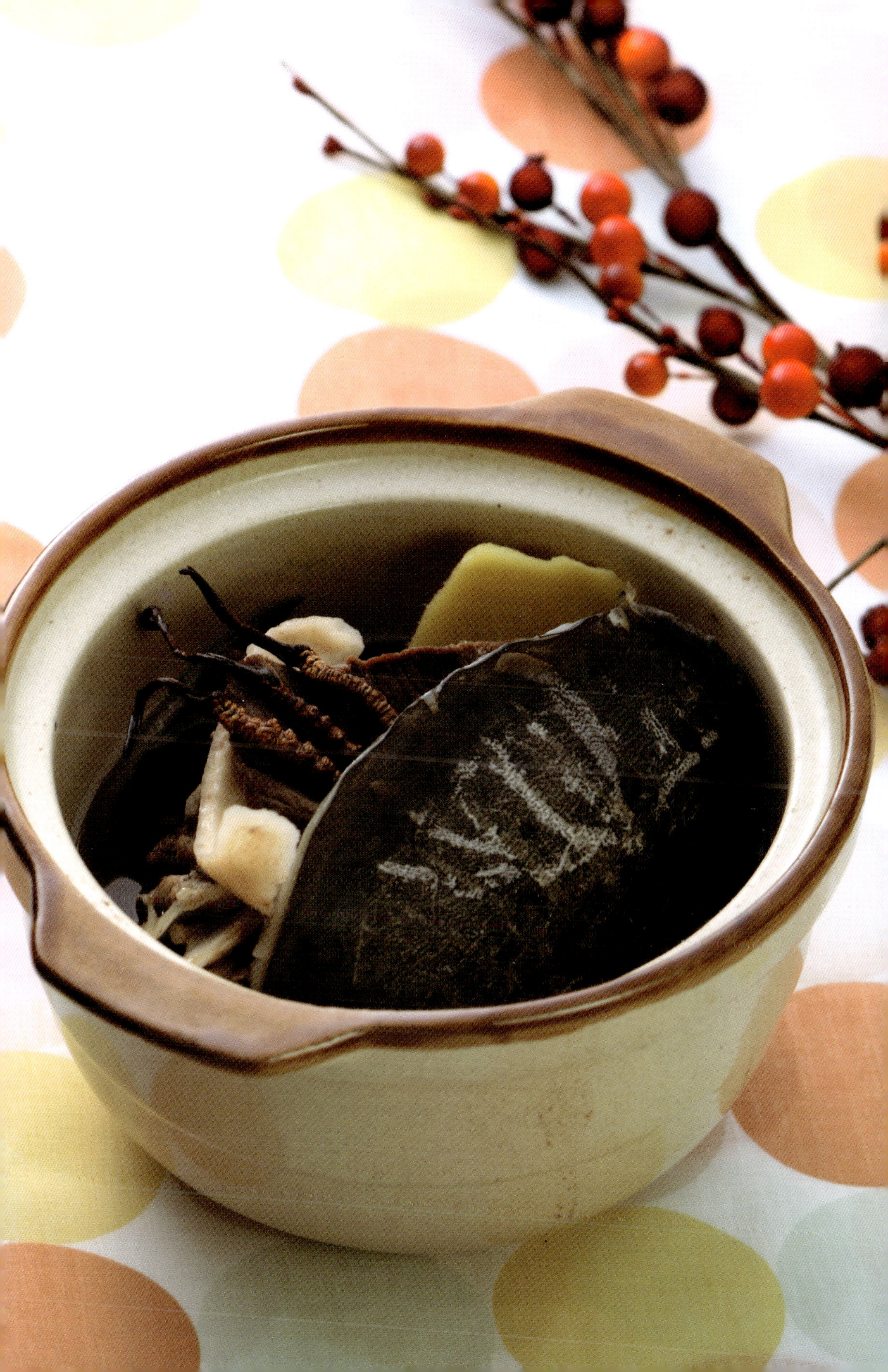

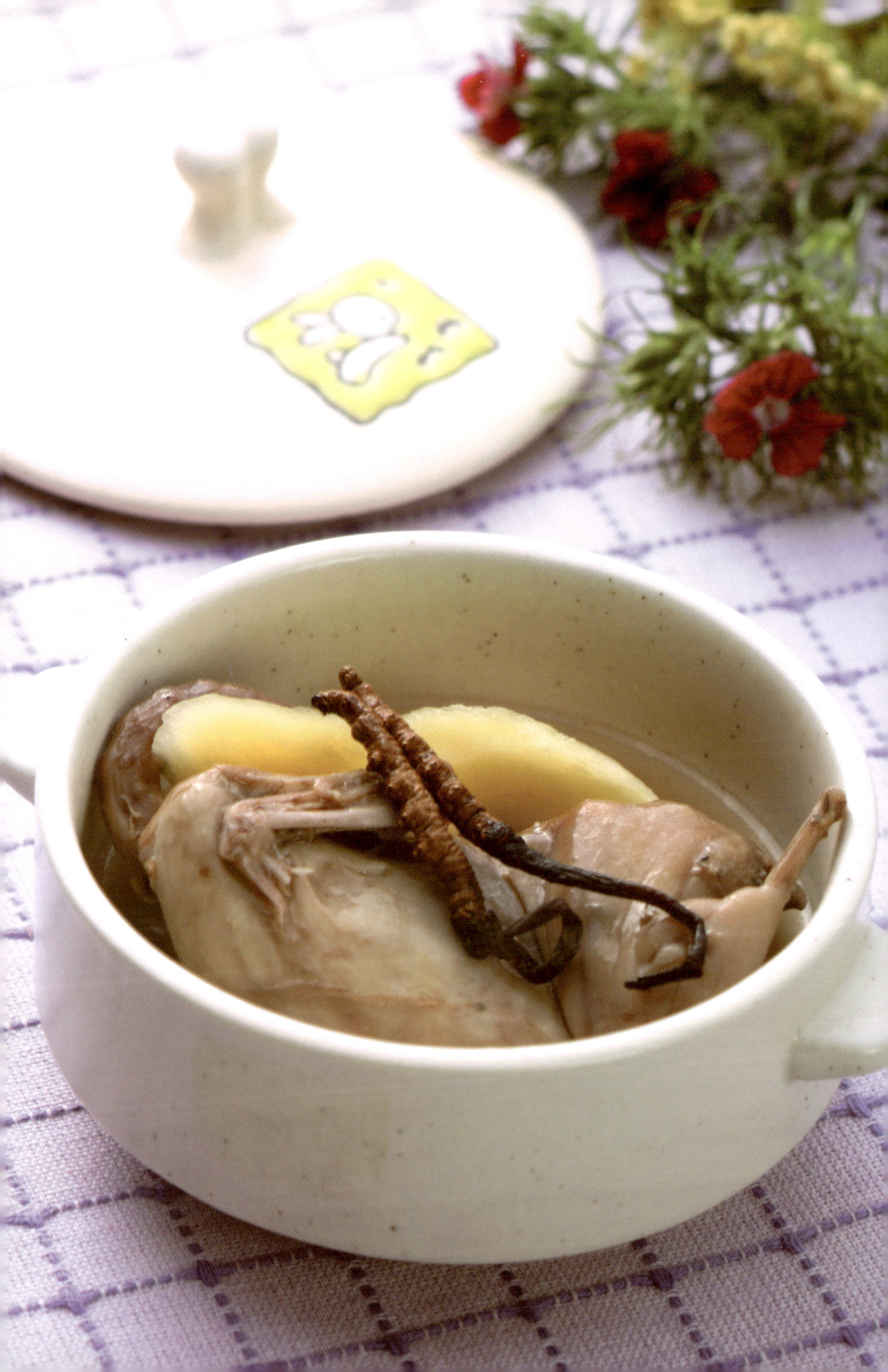

冬虫夏草炖鹌鹑

增强活力，补肺滋肾，益气养血，强壮筋骨

材　料　冬虫夏草5克，鹌鹑1只，生姜3片，水适量

调味料　胡椒粉少许，盐、黄酒各适量

做　法　1. 冬虫夏草用清水洗净。

2. 鹌鹑杀好洗净。

3. 将鹌鹑和冬虫夏草一并放锅内，加生姜，并放胡椒粉少许，加盐、黄酒及水适量，隔水炖3小时，即可。

【医师的话】

- 冬虫夏草能养肺平喘；鹌鹑有“动物人参”之称，具有补五脏、强筋骨、耐寒暑之功，是治疗食欲不振、肾虚腰痛、咳嗽哮喘、体质虚弱的良好辅助食品。
- 冬虫夏草与鹌鹑同用，适宜于补肺滋肾，对于肺肾两虚所致的咳喘气短、腰膝酸软、遗精盗汗者尤为合适。

养生谈

【鹌鹑】

又叫鹑鸟，味甘，药性平和；有和中止痢功效，可治虚劳羸瘦、气短疲乏、久泄久痢、食欲不振等症。鹌鹑有“动物人参”之称，含的热量比鸡还要高，肉质鲜美，容易消化，适合更年期气血亏虚所致眩晕、耳鸣、周身无力者食用。

冬虫夏草炖蛏子

滋阴补血，用于产后补养身体

材　料　冬虫夏草10克，蛏子或蛏干60克，水适量

调味料　盐、黄酒各适量

做　法　1. 冬虫夏草洗净，用煲鱼汤袋包好。

2. 蛏子洗净。

3. 冬虫夏草、蛏子同放入煲，加适量水，再加入盐、黄酒，隔水炖至蛏肉软烂，捞去煲鱼汤袋，即成。

【医师的话】　用于产后调养。产妇多阴血亏虚，宜于食用本膳。

养生谈

【蛏干】

又名蛏子干，是竹蛏的干制品，肉味鲜香，含蛋白质高，营养丰富。
古代医书记载：蛏（肉）性甘温补虚，烧煮食之去胸中邪热烦闷。
质量好的蛏干，个体大而完整，肉质肥厚，色泽淡黄，质地干燥，
气味清荤，少带咸味，无破碎，无泥沙杂质；
质量差的蛏干，个体小，体形不完整，色泽暗淡带黑褐色，
表面粘有泥沙，咸味重，气味不正。

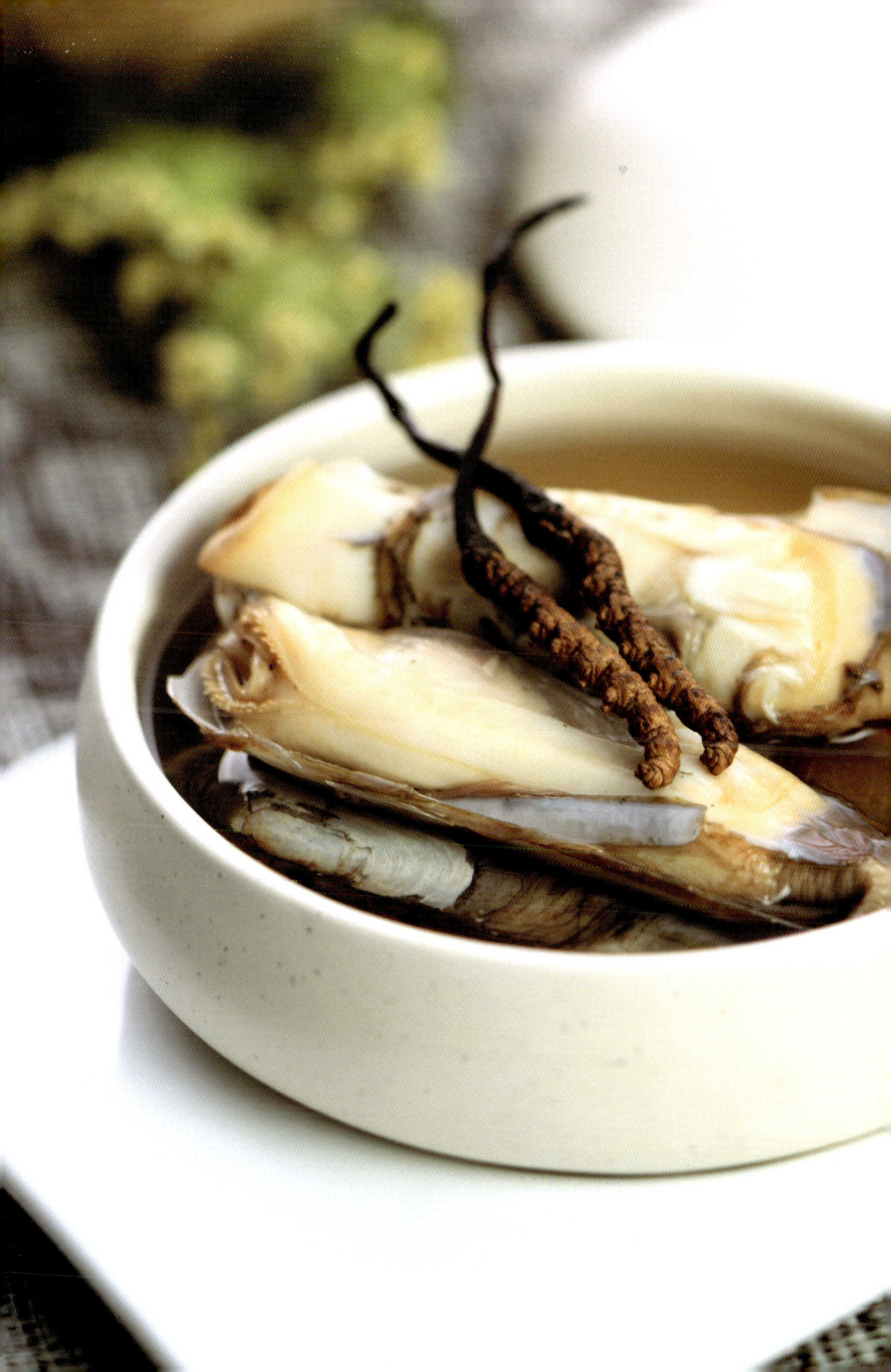

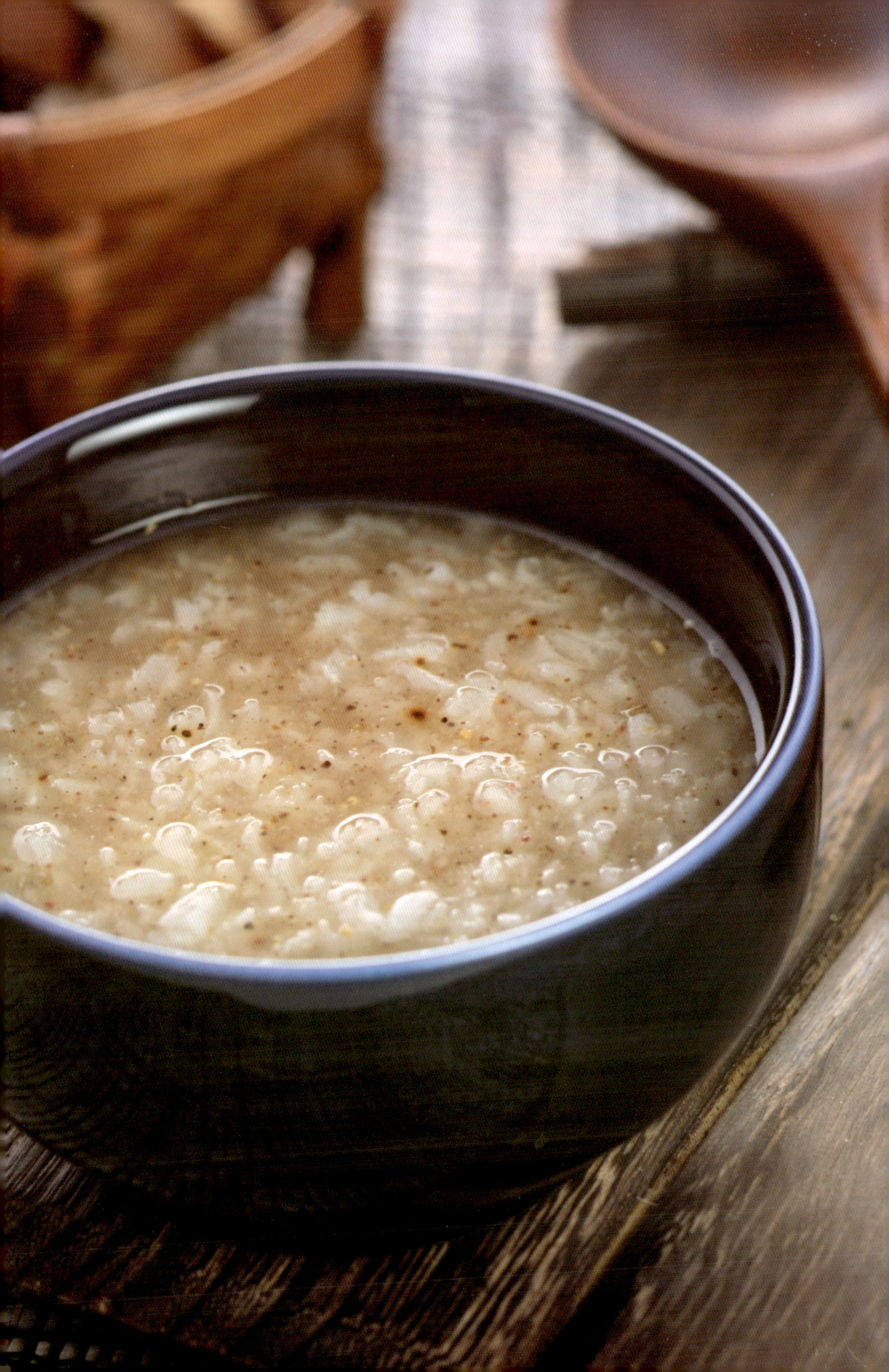

虫草糯米粥

补气养血，生发乌发

材　料　冬虫夏草5克，糯米50克，水适量

调味料　冰糖适量

做　法　1. 冬虫夏草洗净，焙干，研成粉末。

2. 糯米淘洗干净。

3. 砂锅置火上，加清水适量，放入糯米、冰糖，煮至糯米烂时粥成，加入冬虫夏草粉末拌匀，再煮片刻即可。

【医师的话】

- 此粥黏稠、甜。
- 适用于须发早白、斑秃、“鬼剃头”者。

养生谈

【冬虫夏草百合粥】

做一碗补中益气、润肺止咳、养胃生津、清心安神的冬虫夏草百合粥：

材　料　冬虫夏草2克，百合20克（或新鲜百合40克），北沙参10克，粳米100克，冰糖适量，水1000毫升

做　法　1. 冬虫夏草洗净；百合洗净沥干，研成粉末（若是新鲜百合，则洗净）；沙参沥晒干烘干后研成细粉；冰糖捣碎。

2 粳米淘洗干净，放入砂锅内注入清水，大火烧开后，加入冬虫夏草，转用小火慢熬至粥将成。

3. 再加入百合粉、沙参粉和碎冰糖，继续熬约10分钟即可。若用新鲜百合，则与大米及冬虫夏草同时加入熬粥。

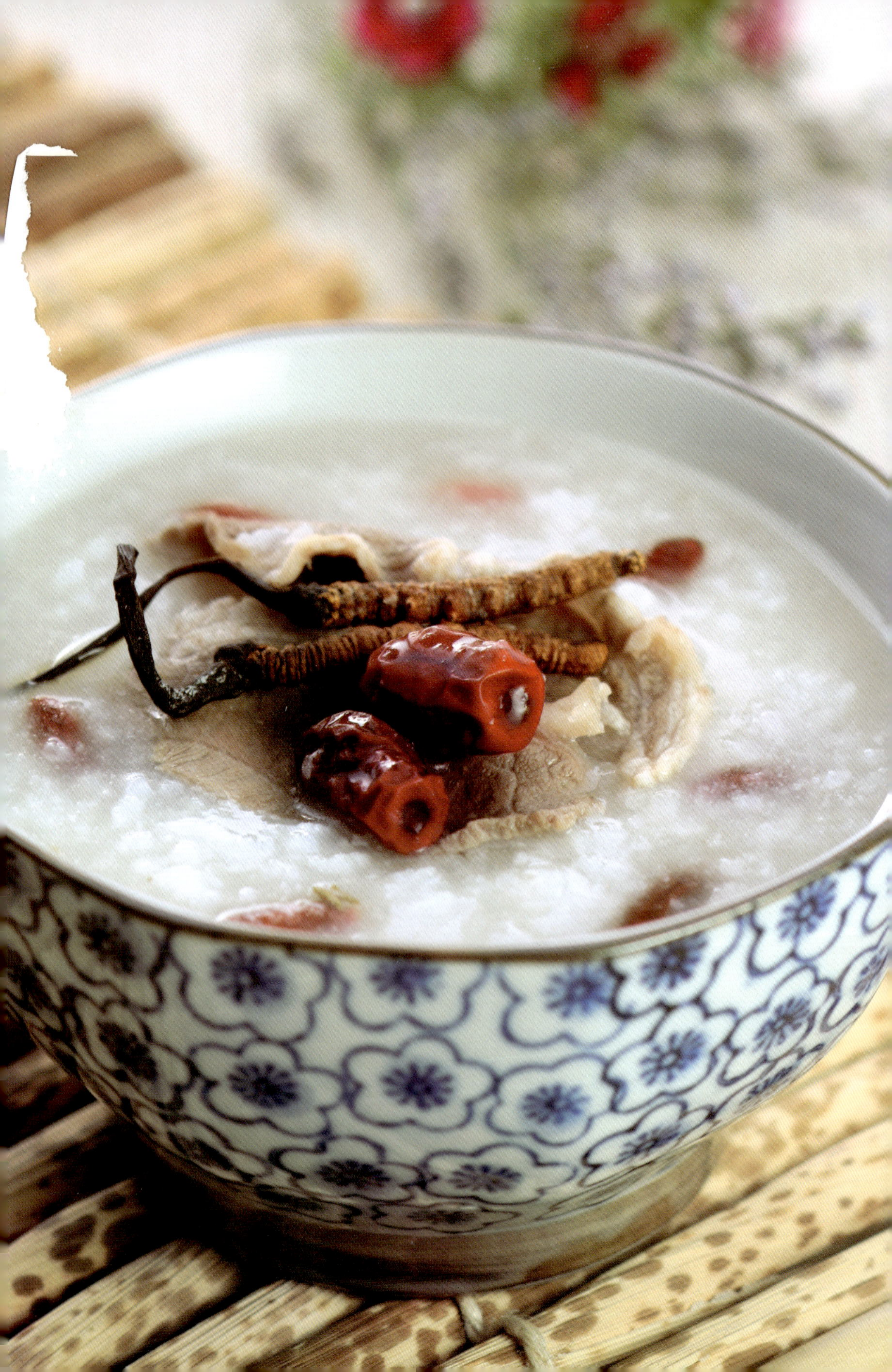

冬虫夏草羊肉粥

益气养阴，填精补血

材　料　冬虫夏草8克，枸杞2克，去核红枣6粒，羊肉片160克，葱白2段，姜2片，白米1杯，水适量

调味料　盐适量

做　法　1. 将材料分别洗净。

2. 把羊肉片放入已加入姜、葱段的沸水汆水，捞出用清水冲洗，沥干。

3. 然后连同冬虫夏草、枸杞、红枣放进白米中，加水适量煮成粥，下盐调味即可。

【医师的话】

- 治肺肾虚弱所致的腰膝酸痛、头晕目眩。
- 阳性体质者不宜。

养生谈

【冬虫夏草栗子桂圆粥】

做一碗补肾益气、健脾养血、宁心安神的冬虫夏草栗子桂圆粥：

材　料　冬虫夏草2克，栗子80克，桂圆肉25克，粳米100克，白糖30克，水1000毫升

做　法　1 栗子去壳及内层毛膜，然后切成碎块。

2. 冬虫夏草洗净；桂圆肉洗净沥干。

3. 粳米淘洗干净，放入锅内，注入清水，加入栗子和冬虫夏草，先用大火烧开，转用小火慢熬至粥将成时，放入桂圆肉和白糖，再煮10分钟即可。

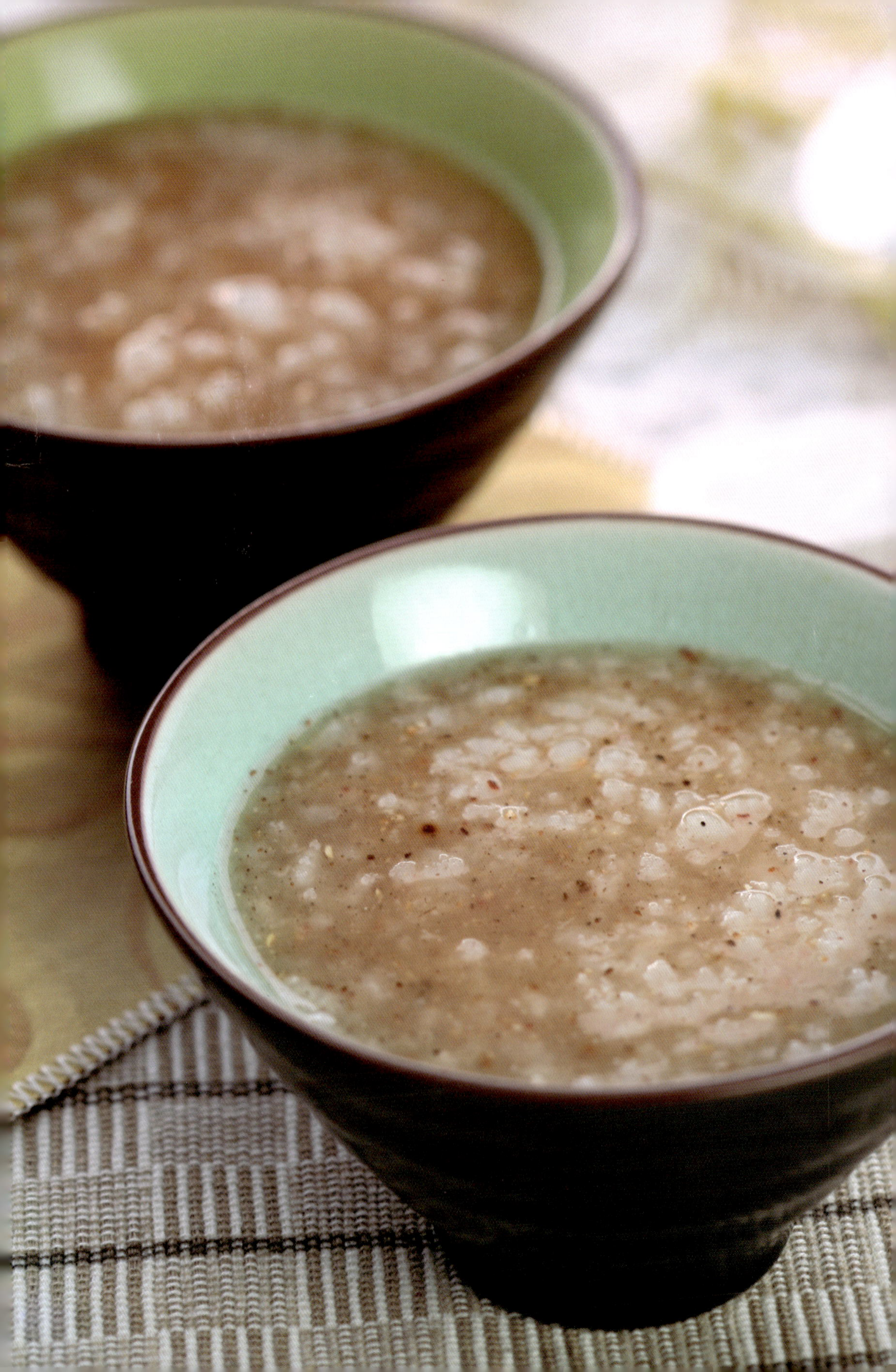

冬虫夏草益补香粥

健脾补肺，止血

材　料　粳米50克，冬虫夏草5克（粉末），白芨粉10克，水适量

调味料　冰糖适量

做　法　1. 将洗净的粳米、冰糖放入开水锅中熬煮成粥。

2. 再将虫草粉和白芨粉均匀撒入粥中稍煮片刻，大约5分钟即可。

【医师的话】

- 补肺益肾。
- 适用于久咳肺虚、劳嗽痰血等症。

养生谈

【冬虫夏草淮山粥】

做一碗补肺肾、健脾胃的冬虫夏草淮山粥：

材　料　冬虫夏草2克，淮山20克，陈皮6克，粳米100克，盐适量，麻油适量，水适量

做　法　1. 冬虫夏草洗净；淮山洗净，切成薄片；陈皮洗净，浸软，刮去瓤，切丝。

2. 大米淘洗干净，放入锅内，注入适量清水，大火烧开后，再下冬虫夏草、淮山和陈皮，转用小火慢熬成粥，加盐，淋麻油，调匀即可食用。

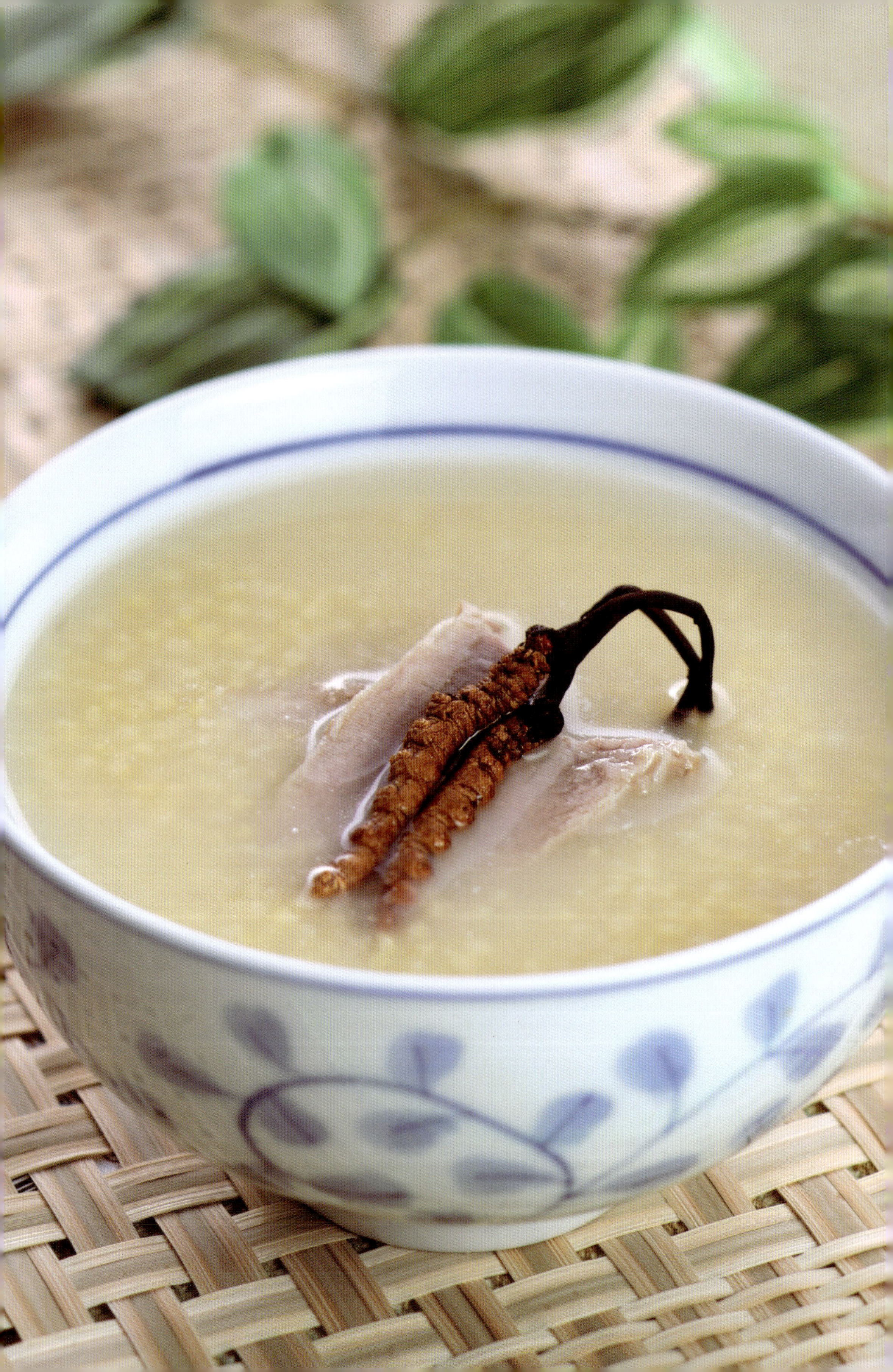

冬虫夏草瘦肉粥

补虚损，益精气，润肺补肾

材　料　小米100克，瘦肉50克，冬虫夏草10克，水适量

做　法　1. 将冬虫夏草洗净，用煲鱼汤袋包好；猪肉洗净切成薄片，小米洗净。
2. 将药包、小米和猪肉加水同煮至粥熟，取出药包即可。

【医师的话】　适用于肺肾阴虚、虚喘、痨嗽、咯血、自汗盗汗、阳痿遗精、腰膝酸痛、病后久虚不复等症。

养生谈

【冬虫夏草核桃芝麻粥】

做一碗补气血、益肺肾、通血脉、抗衰老的冬虫夏草核桃芝麻粥：

材　料　冬虫夏草2克，核桃仁、黑芝麻、黄豆、黄芪、淮山各15克，去核红枣25克，糯米100克，冰糖30克，水1000毫升

做　法　1. 将冬虫夏草、核桃仁、黑芝麻、黄豆、黄芪、淮山分别洗净焙干，均研成粉末。
2. 将红枣洗净去核，糯米淘洗干净，一起放入砂锅内，注入清水，先用大火烧开，转用小火慢熬，至粥将成时，加入研好的淮山粉等和冰糖，搅匀，再熬10分钟即可。

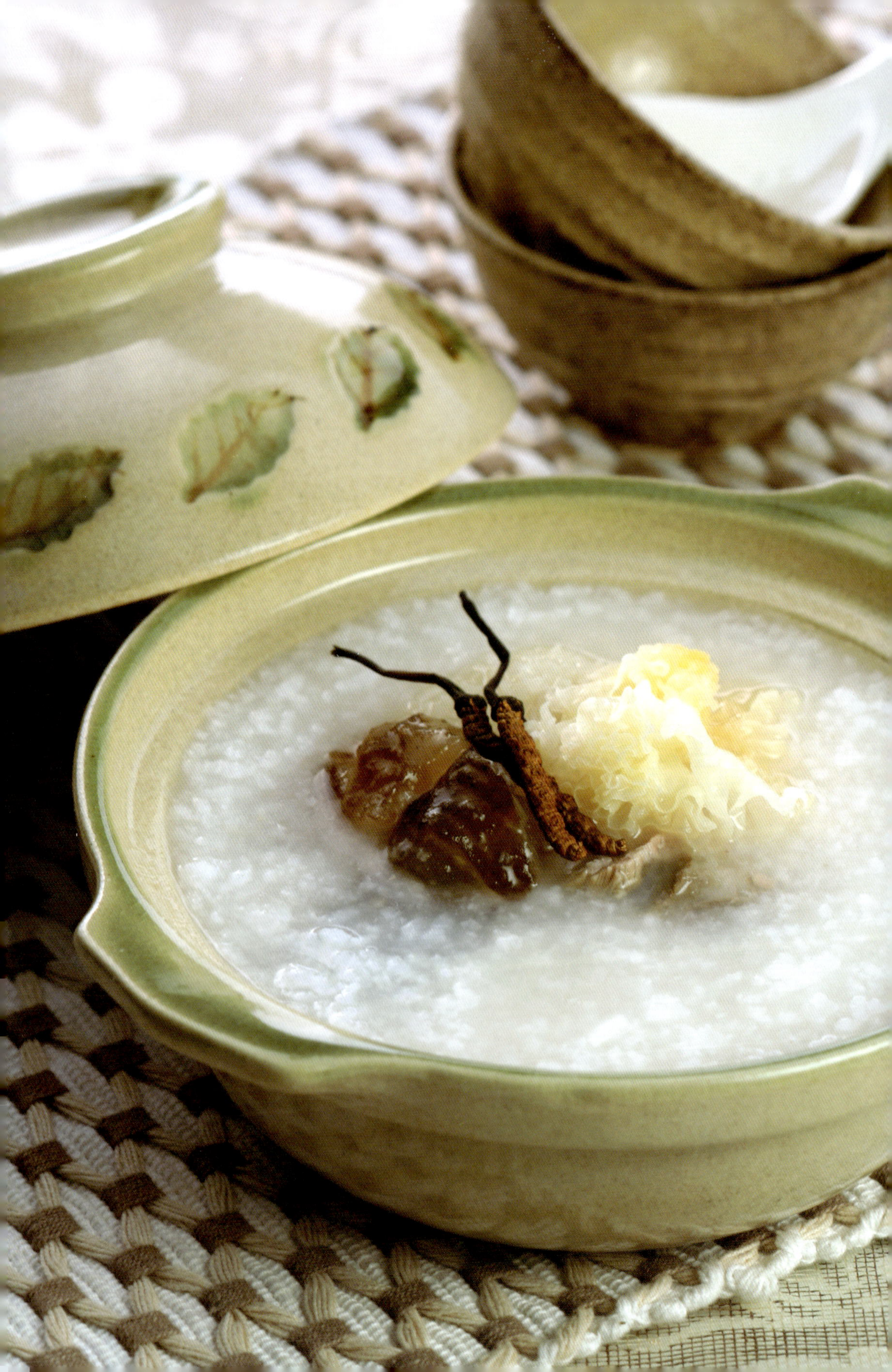

冬虫夏草海参粥

补肾填精，滋阴养血，壮阳疗痿，利尿退黄，有助改善性功能

材 料 冬虫夏草1~2克，瘦肉50克，水发海参50克，银耳5克，粳米100克，水1000毫升

调味料 盐少许

做 法

1. 冬虫夏草洗净。银耳浸开，洗净，摘成小朵。
2. 海参切成小段，汆水，捞起待用。
3. 瘦肉洗净，切成小块。
4. 粳米淘洗干净，和银耳、瘦肉、冬虫夏草一起放入砂锅内，注入清水，大火烧开后，转用小火慢熬成稀粥，放入海参，待海参煮软，再加盐，调匀即可。

【医师的话】

- 适用于遗精、阳痿、早泄、小便频繁、血虚、阳虚等症。
- 痰多便溏者忌用。

养生谈

【冬虫夏草茯苓粥】

做一碗健脾和中、安神益智、补虚扶正、防癌抗癌的冬虫夏草茯苓粥：

材 料 冬虫夏草2克，白茯苓、冬菇、黄芪、白术各10克，粳米50克，白糖25克，水适量

做 法

1. 将冬虫夏草、白茯苓、冬菇、黄芪、白术洗净，烘干，研成细末，加入淘净的粳米中，入锅内，加清水适量。
2. 大火烧开后转用小火慢熬1小时，粥成时加入白糖，搅匀，再煮10分钟即可。

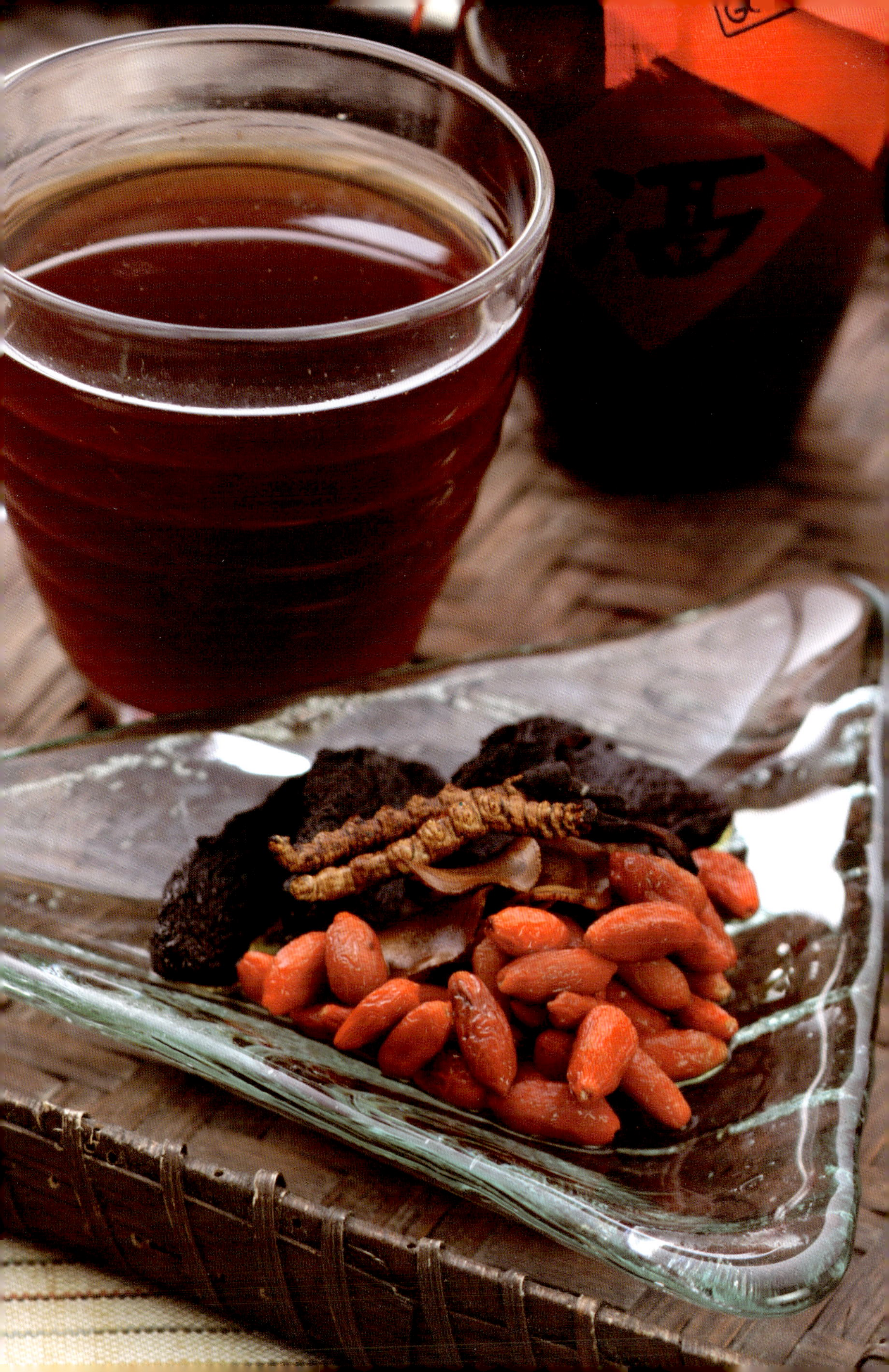

枸杞虫草酒

滋阴补阳，益气养血，补肾益精

材　料　冬虫夏草15克，黄精60克，枸杞30克，鹿茸10克，白酒1000毫升

做　法　1. 冬虫夏草、枸杞分别洗净，焙干。

2. 黄精、鹿茸略冲洗。

3. 将冬虫夏草、黄精、枸杞及鹿茸一并放入瓶中，加白酒后盖好，浸泡7日后服用。

【医师的话】

- 有补肾益精的作用，适宜于低血压者肾精不足，表现为腰酸痛、耳鸣寐差、头晕目眩、容易疲劳者服用。
- 如口干咽痛、口苦口臭、心中烦热、大便干结者，为火盛，不宜服用。

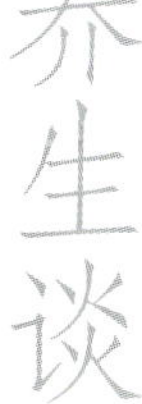

【黄精】

性味甘、平，归脾、肺、肾三经，具宽中益气、润肺滋阴、益肾填精、强筋骨、乌须发、调和五脏、轻身延年的功效。

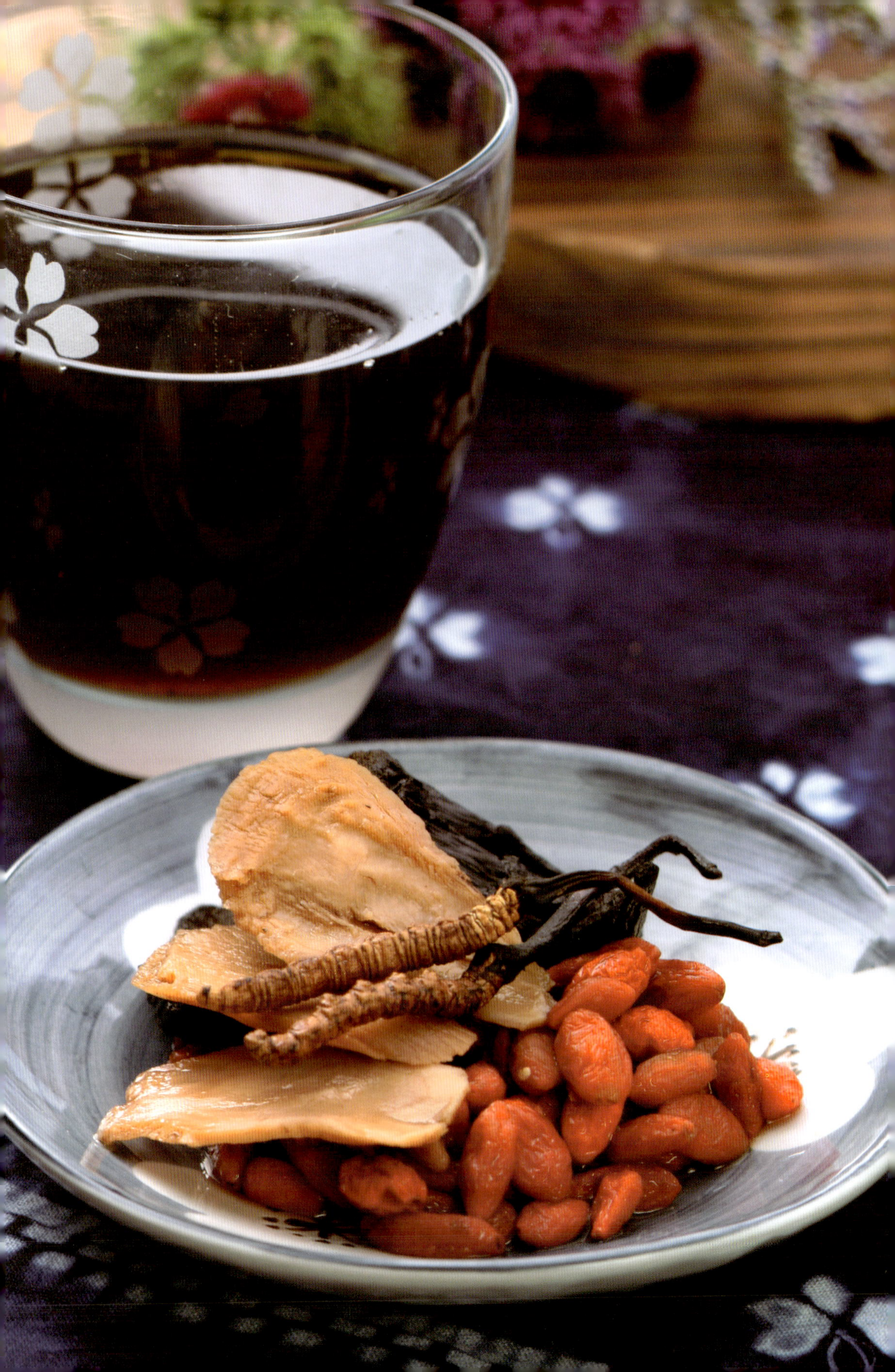

虫草参杞酒

延年益寿，扶正固本，补虚壮阳

材 料 冬虫夏草10克，枸杞60克，肉苁蓉60克，红参30克，白酒2500毫升

做 法 1. 红参洗净，切成薄片。

2. 冬虫夏草、枸杞、肉苁蓉洗净，沥干。

3. 将冬虫夏草、枸杞、肉苁蓉、红参片一并放入瓷瓶中，倒入白酒，加盖，放置半月，过滤取酒，另瓶盛装。

【医师的话】

- 每日2次，每次15毫升，于空腹时服用。浸酒后的各种药物可再加工成粉末，过筛取粉，每次3克，于饮酒时服下。
- 有补肾温阳的作用，适用于年老体弱、肾阳虚亏，有腰膝酸软、神疲乏力、夜尿频多、嗜睡健忘、畏寒肢冷等表现者服用。

养生谈

【冬虫夏草抗老酒】

做一款适用于精血不足、身体衰弱、容颜枯槁、毛发憔悴等症的冬虫夏草抗老酒：

材 料 冬虫夏草5克，白茯苓、甘菊花、麦冬、杞果、焦白术、石菖蒲、远志、熟地黄各60克，何首乌50克，人参、肉桂各25克，40度以上优质白酒2000毫升

做 法 1. 麦冬去芯，洗净焙干；远志去芯，洗净。

2. 除冬虫夏草外，将其他材料研为粉末，用白酒浸泡，密封（春夏7天，秋冬10天）。开取后，过滤去渣。

3. 将洗净、焙干、研成细末的冬虫夏草加入过滤后的酒液中，密封浸泡，每天摇晃1~2次，浸泡7~10天即可饮用。

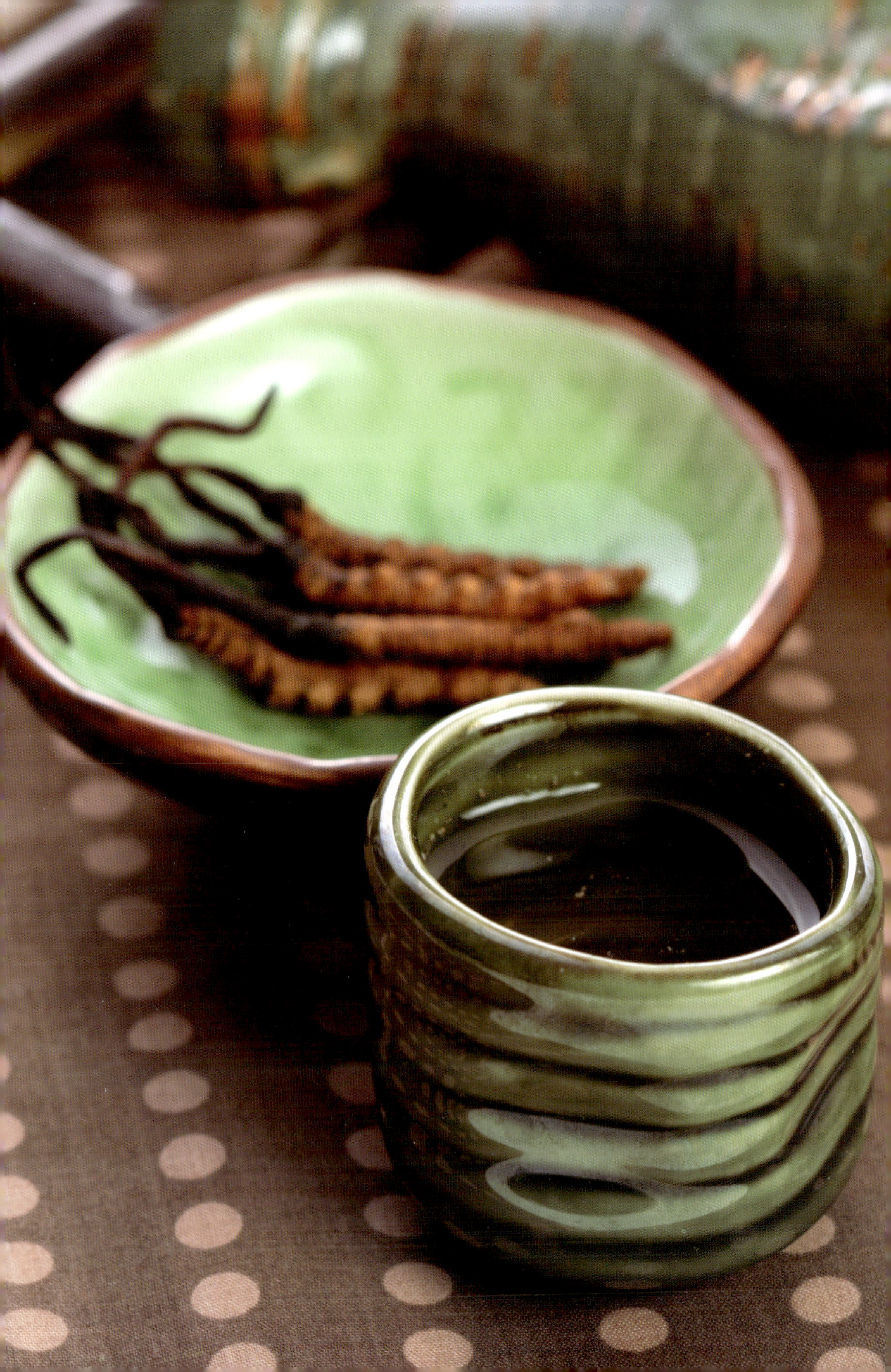

冬虫夏草酒

滋肺阴，补肾阳

材　料　冬虫夏草10克，白酒500毫升

做　法　冬虫夏草研碎，用白酒浸泡半个月。

【医 师 的 话】

- 每日1次，服用10~20毫升。
- 补肾阳、滋肺阴。用于阳痿遗精、盗汗、虚痨咳血、病后虚弱等症。

养生谈

【冬虫夏草首乌酒】

做一款可治疗阴虚血枯、腰膝酸痛、遗精、带下、须发早白等症的冬虫夏草首乌酒：

材　料　冬虫夏草3克，何首乌40克，芝麻、当归、生地黄各25克，40度以上优质白酒1000毫升

做　法　1. 将何首乌、芝麻、当归、生地黄捣碎，置于容器中，加入白酒浸泡，密封，浸泡7~10天后过滤去渣。

2. 将冬虫夏草洗净，烘干，研成细末，加入去渣后的酒液中，密封，摇匀，再浸泡7~10天即可饮用。

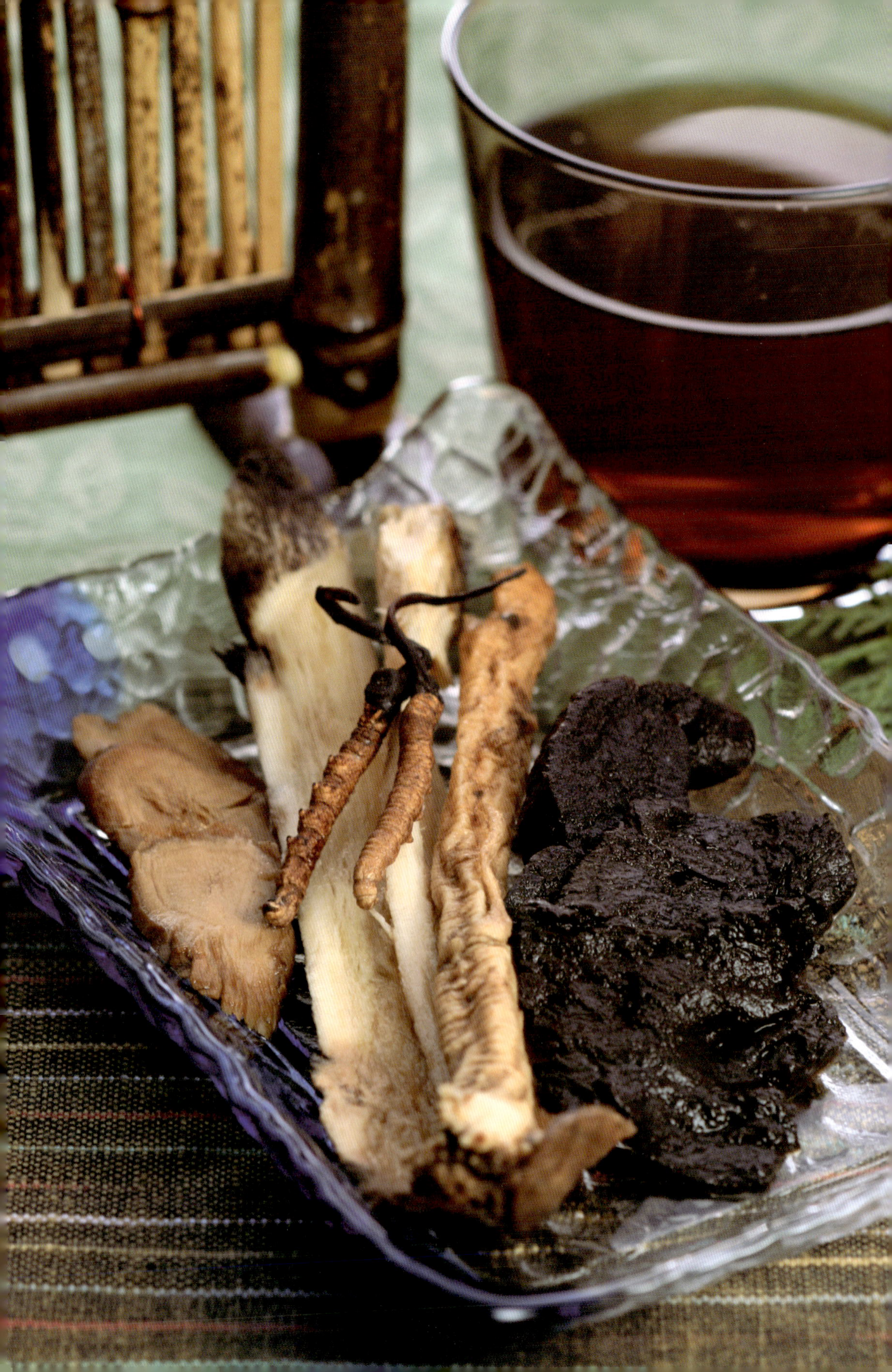

虫草状元酒

养肝明目，安神固脱，大补元气

材　料　冬虫夏草、人参、黄芪、党参、制何首乌、熟地黄各适量，白酒1000毫升

做　法　将冬虫夏草、人参、黄芪、党参、制何首乌、熟地黄一起放入酒内，加盖密封，浸泡1个月后开启饮服。

【医师的话】

- 每日2次，每次饮服20~30毫升。
- 益气补肺，补肾安神。适宜于体虚乏力、精神疲倦、健忘者。

养生谈

【冬虫夏草人参酒】

做一款治疗肾虚腰痛、头晕耳鸣、形寒肢冷、阳痿早泄、男子不育等症的冬虫夏草人参酒：

材　料　冬虫夏草5克，肉苁蓉20克，人参、熟地黄、海马、鹿茸各10克，40度以上优质白酒1000毫升

做　法　1. 人参、鹿茸研细末，将肉苁蓉、熟地黄、海马、人参、鹿茸一起置于容器，加白酒后密封，浸泡约30天后，过滤去渣。

2. 将冬虫夏草洗净烘干，研成细末，加入去渣后的酒中，密封，摇匀，再浸泡7~10天即可饮用。

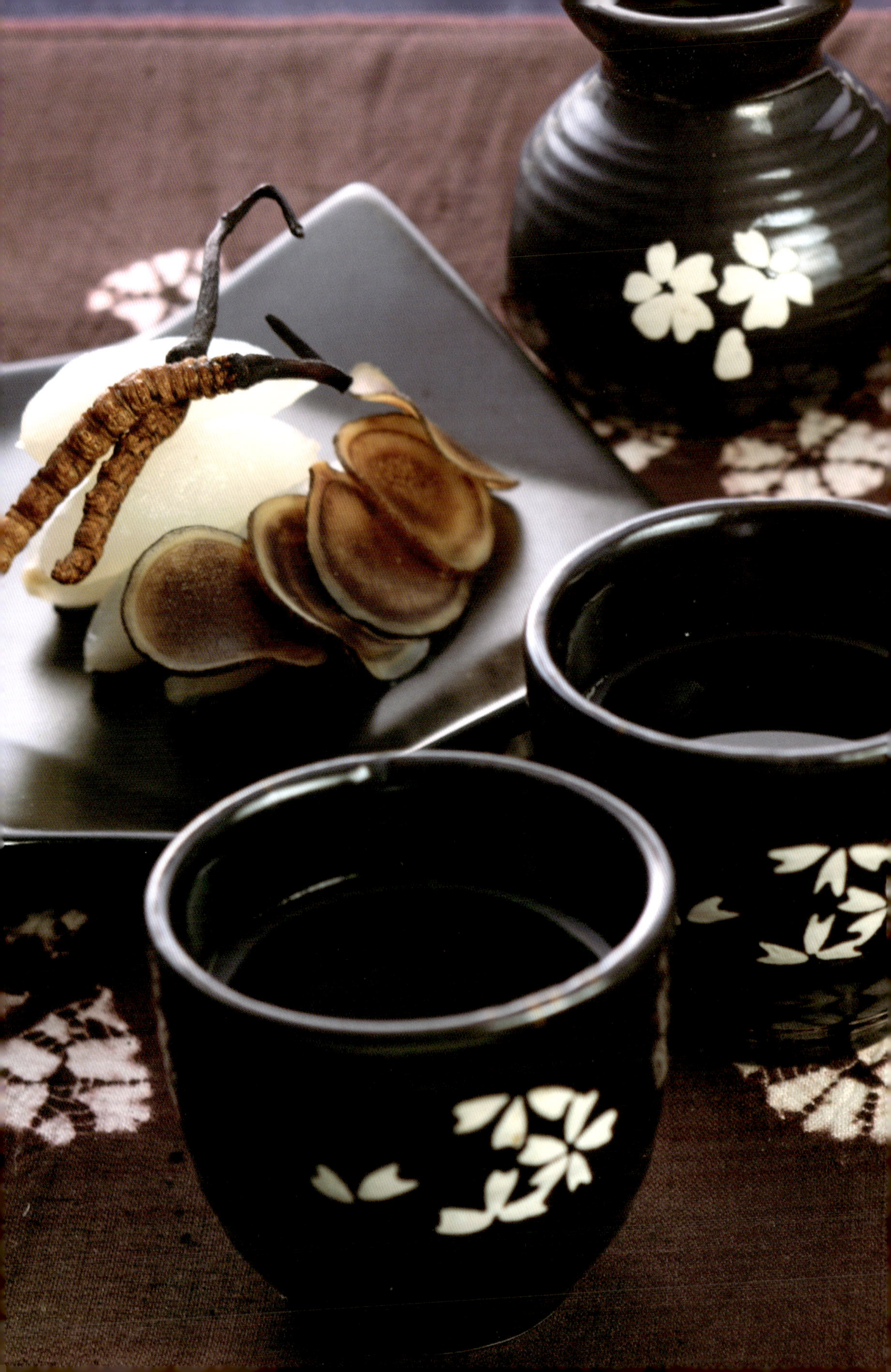

鹿茸虫草酒

补肾壮阳，养肺填精

材　料　鹿茸15克，冬虫夏草10克，天门冬6克，白酒750毫升

做　法　1. 将鹿茸、冬虫夏草、天门冬研碎，浸于酒中，加盖密封，每日摇动数次。
2. 经1个月后，取清酒液饮服。酒剩不多时，可以再添新酒浸泡，直至味淡薄为止。

【医师的话】

- 每日早晚各服10~15毫升。
- 适用于病后体弱、神疲无力、腰酸、阳痿、肺虚咳嗽等。

养生谈

【冬虫夏草冠心活络酒】

做一款适用气血两虚、咳嗽气短、筋骨酸软、头痛头晕、冠心病、心绞痛等症的酒：

材　料　冬虫夏草10克，当归、薤白、藏红花、橘络、人参、川芎各15克，田七25克，白糖适量，40度以上优质白酒500毫升

做　法　将全部材料洗净、烘干，研成粗末，加入酒内浸泡15天，每天摇动数次，然后过滤，再加入白糖，使之溶化后即可。

虫草益肺茶

益气养阴，化痰止咳

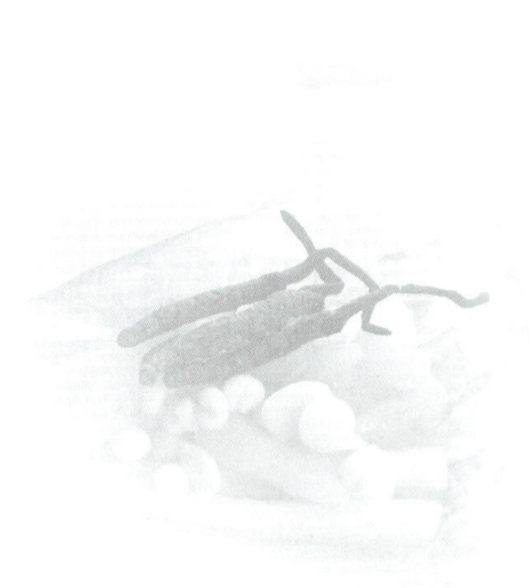

材 料　冬虫夏草7克，沙参10克，贝母6克，杏仁5克，麦冬10克，冰糖适量，水4碗

做 法　1. 冬虫夏草、沙参、贝母、杏仁、麦冬洗净，一并放入煲内。

2. 加入水浸泡10分钟，然后用文火煎至1碗，去渣。

3. 加入适量冰糖，再煎至冰糖溶化即可。

【医师的话】

- 对肺结核、咳嗽、咯血病人，辅助治疗效果良好。
- 用法：每日6~7次，每次饮20~30毫升。

养生谈

【贝母】

百合科植物，常见的有浙贝母（*Fritillaria thunbergii*）及川贝母（*F. cirrhosa*），都是以地下扁球形的鳞茎入药，内含生物碱，中医用它作为止咳化痰、清热散结药。浙贝母和川贝母比较，前者性寒味苦，主治外感咳嗽，后者性微寒味苦甘，对虚劳久咳等症有疗效。

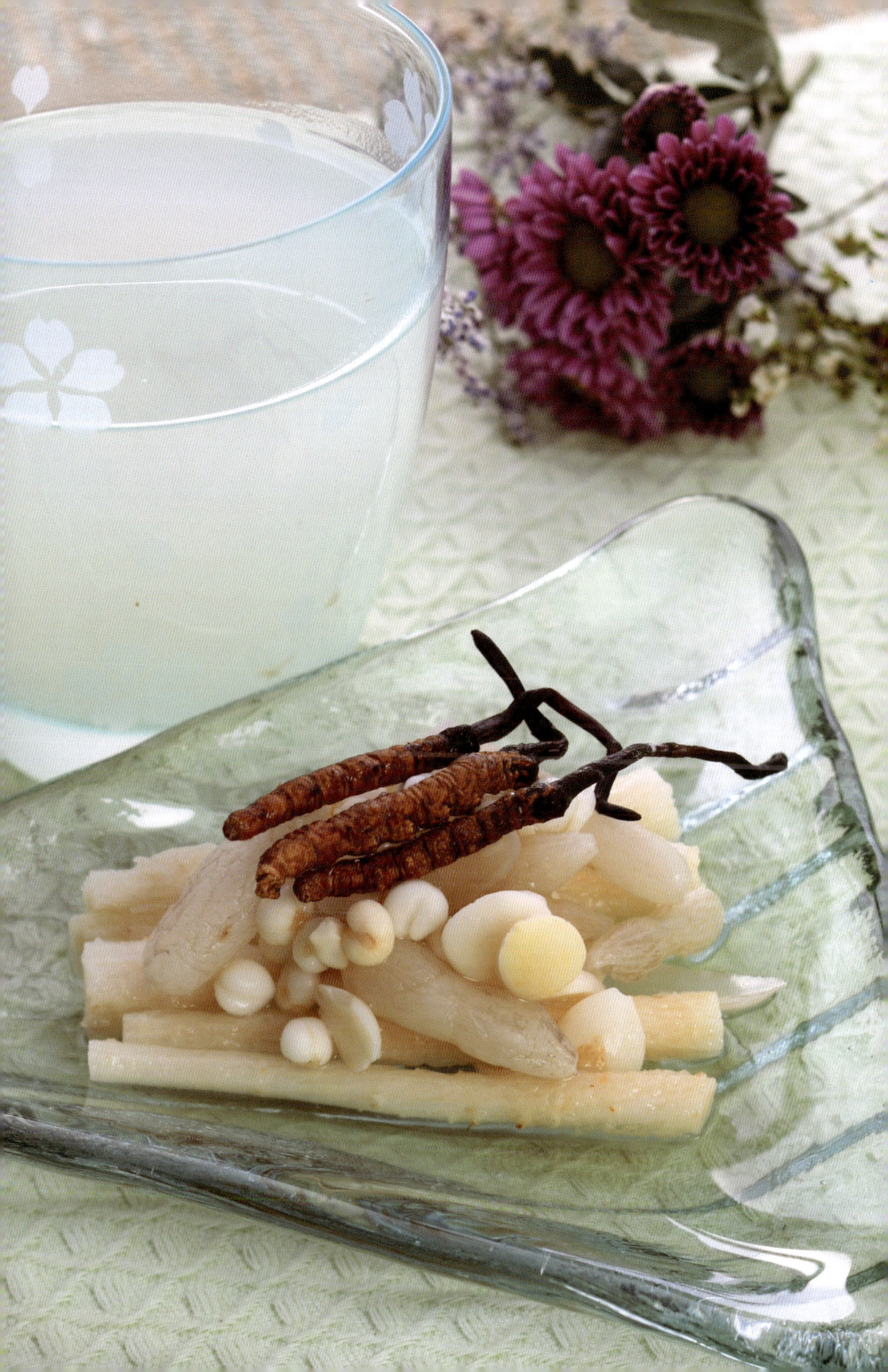

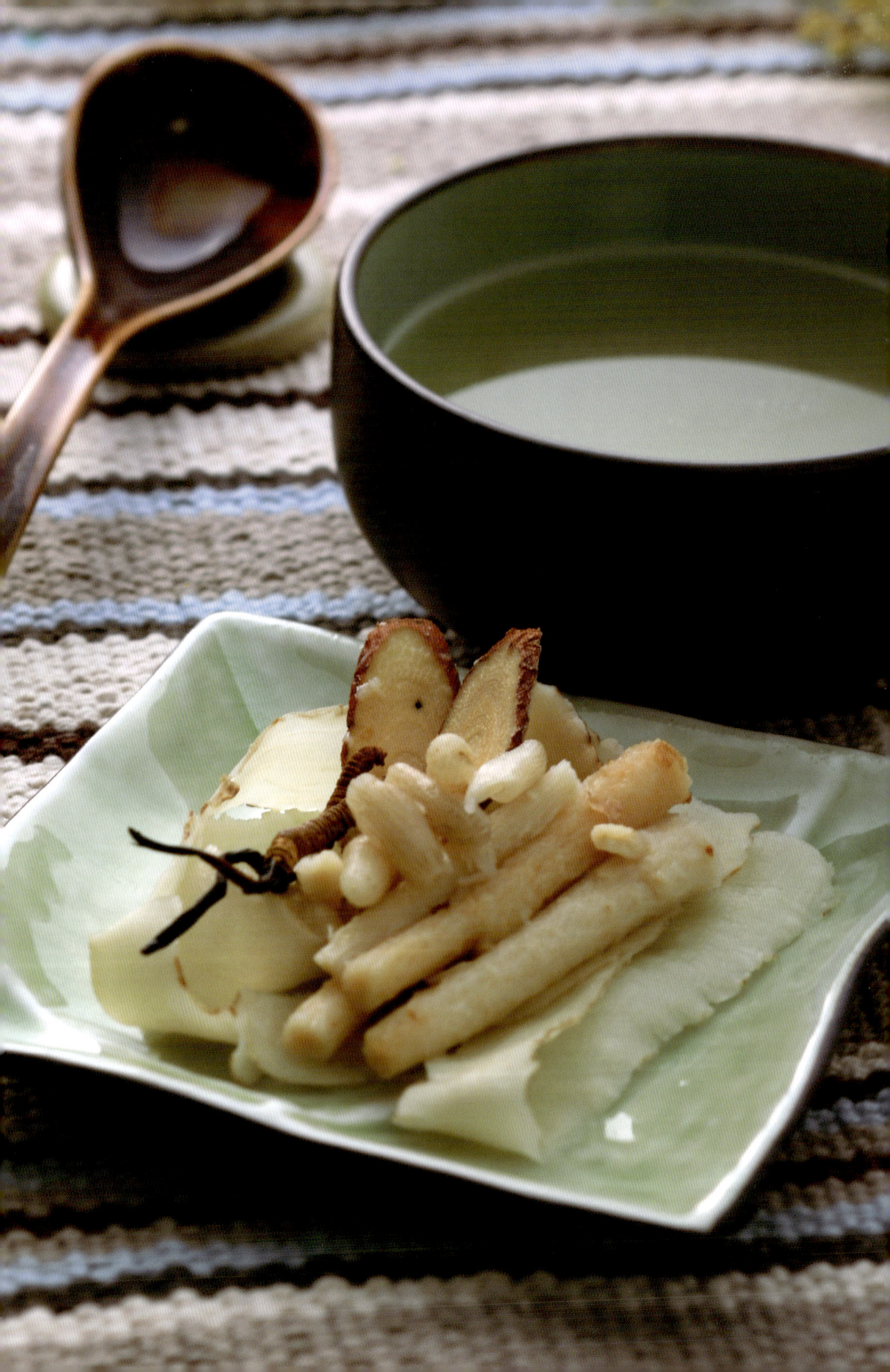

虫草润养茶

补肺益气，养阴润燥，针对慢性咽喉炎

材　料　冬虫夏草3克，北沙参15克，麦门冬10克，玉竹10克，生甘草5克，冰糖适量，水4碗

做　法　1. 冬虫夏草、北沙参、麦门冬、玉竹和生甘草洗净，放入煲内，加入4碗清水，用文火煎至1碗，去渣。

2. 加入适量冰糖，再煎至冰糖溶化即可。

【医师的话】

- 本方以冬虫夏草与玉竹、麦门冬等清养类药材配合，因而清润咽喉、养阴生津作用显著，对于防治慢性喉炎、消除咽喉干燥症状有较好效果。
- 用法：每日1剂，代茶时饮服。

养生谈

以冬虫夏草制作的茶谱诸多，其做法基本相似：将各原料均洗净烘干，研成细末，混合均匀，置于干燥密闭容器内，随用随取。如：

- 用冬虫夏草、西洋参、黄芪、制何首乌、灵芝可制作冬虫夏草参芪茶，补益肝肾、滋阴养血、清心安神。
- 用冬虫夏草、肉苁蓉、杜仲、桑寄生、红茶可制作冬虫夏草苁蓉茶，壮阳补肾、温中散寒。
- 用冬虫夏草、菟丝子、桂圆肉、百合、杏仁、乌龙茶可制作冬虫夏草五味茶，补肾益精、润肺止咳、养肝明目、健脾止泻。

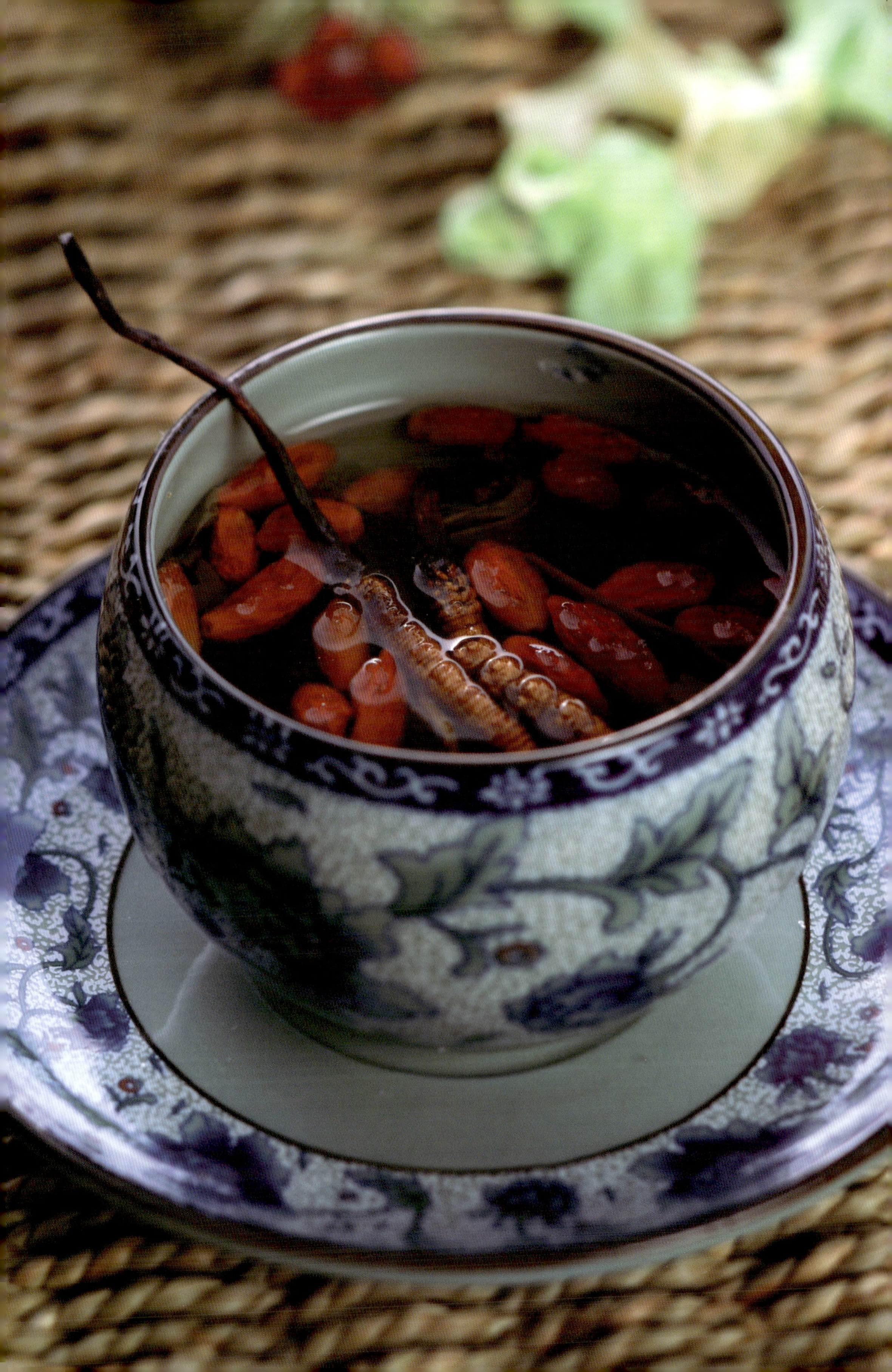

冬虫夏草甘露茶

滋补肺肾，调补精气，强健身体

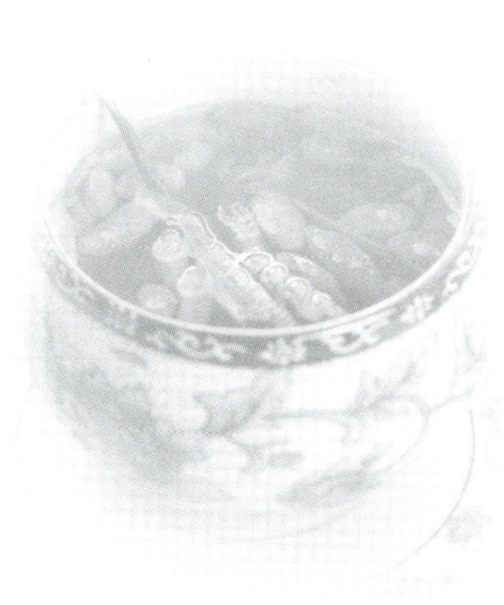

材　料　冬虫夏草3克，枸杞、桂圆、绿茶叶各适量，冰糖50克，沸水适量

做　法
1. 冬虫夏草洗净，和枸杞、桂圆、绿茶叶、冰糖一起放入茶杯中。
2. 加沸水适量冲泡，5分钟后，用瓷勺搅拌后饮用，并可连续3次加开水冲泡饮用。第2次冲泡饮用功效最佳。

【医师的话】
- 味道甘美，长饮益多。
- 有调节免疫、增强体质的功效。

养生谈

以冬虫夏草制作的茶谱还有很多，做法如前页所述。如：

- 用冬虫夏草、麦冬、生地黄、石斛、白花蛇舌草可制作冬虫夏草麦冬茶，养阴润肺、化痰止咳、健脾益气。
- 用冬虫夏草、茯苓、紫苏子、当归、白术、陈皮、姜半夏可制作冬虫夏草茯苓茶，温肺化痰、降气平喘。
- 用冬虫夏草、生晒参、五味子可制作冬虫夏草壮元茶，益气生津、养心安神。
- 用冬虫夏草、纳米级灵芝孢子粉可制作冬虫夏草灵芝茶，滋肾补虚、清心健脑。

冬虫夏草治咳饮

温肺平咳，对慢性支气管炎有很好的疗效

材　料　冬虫夏草3克，蛤蚧10克，川贝母3克，桂枝3克，煅龙骨3克，制半夏3克，白芍10克，水3碗

做　法
1. 冬虫夏草用清水洗净。
2. 将各药同放砂锅中，加水浸泡1小时，然后用中慢火煎20分钟，至剩1碗药汁，倒出药汁。
3. 再加清水2碗续煎20分钟，倒出药汁。
4. 混合两次药汁。

【医师的话】
- 本方有温肺止咳、平喘的作用。适宜于慢性支气管炎咳喘日久、呼吸气短、动则喘甚、痰多清稀、心悸不宁、畏寒肢冷者服用。
- 用法：每日1剂，分2次饭后服用。

养生谈

【蛤蚧】

蛤蚧是壁虎科的一种动物，除去内脏，用竹片撑开药用。补肾阳，益精血，补肺气，定喘嗽。可单用酒泡服，也可入丸散和别药配服。主治肾阳不足、精血亏虚而致的阳痿。临床上常用它来治疗虚喘。也就是说它有纳气平喘之功。

蛤蚧栖于山岩树洞，捕食虫鸟。从外表看，尚无什么过人之处。成年的蛤蚧雌雄须臾不离，即使有人捕捉也决不逃逸。

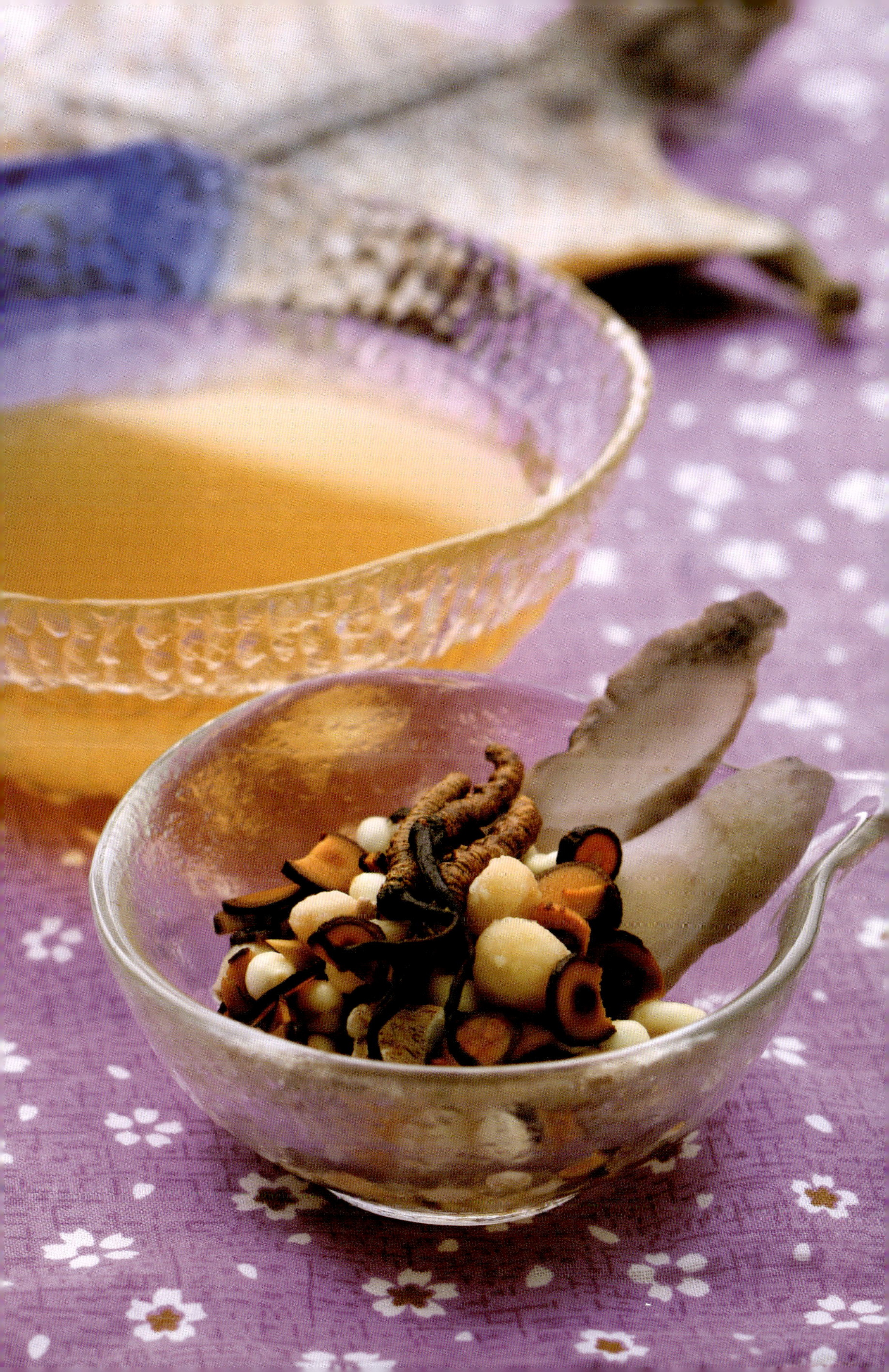

虫草麦冬饮

养心宁神，有助于调节心律、改善心功能

材 料 冬虫夏草3克，玉竹10克，麦门冬10克，生晒参6克，生甘草5克，水3碗

做 法

1. 冬虫夏草用清水洗净。
2. 将冬虫夏草连同生晒参等药一并放砂锅中，加水浸泡30分钟，然后用中慢火煎20分钟，至剩1碗药汁，倒出药汁。
3. 再加清水2碗续煎20分钟，倒出药汁。
4. 混合两次药汁。

【医师的话】

- 冬虫夏草有调节心律、改善心功能的作用。
- 本方中玉竹、麦门冬等均有养心气、益心阴的功用，与冬虫夏草等合用，养心宁神作用显著，适宜于心律失常、气阴亏虚者服用。
- 用法：代茶常饮，不拘时间。

养生谈

【玉竹】

味甘，性微凉。有养阴、清热生津、降低血糖，润肠通便之功效，可治咳嗽咽干、口渴心烦、筋脉拘挛。

相传，唐代有一个宫女，因不堪忍受皇帝的蹂躏逃出皇宫，躲入深山老林之中。无食充饥，便采玉竹为食，久而久之，身体轻盈如燕，皮肤光洁似玉。后来宫女与一猎人相遇，结庐深山，生儿育女，到60岁才与丈夫子女回到家乡。家乡父老见她依然是当年进宫时的青春容貌，惊叹不已。

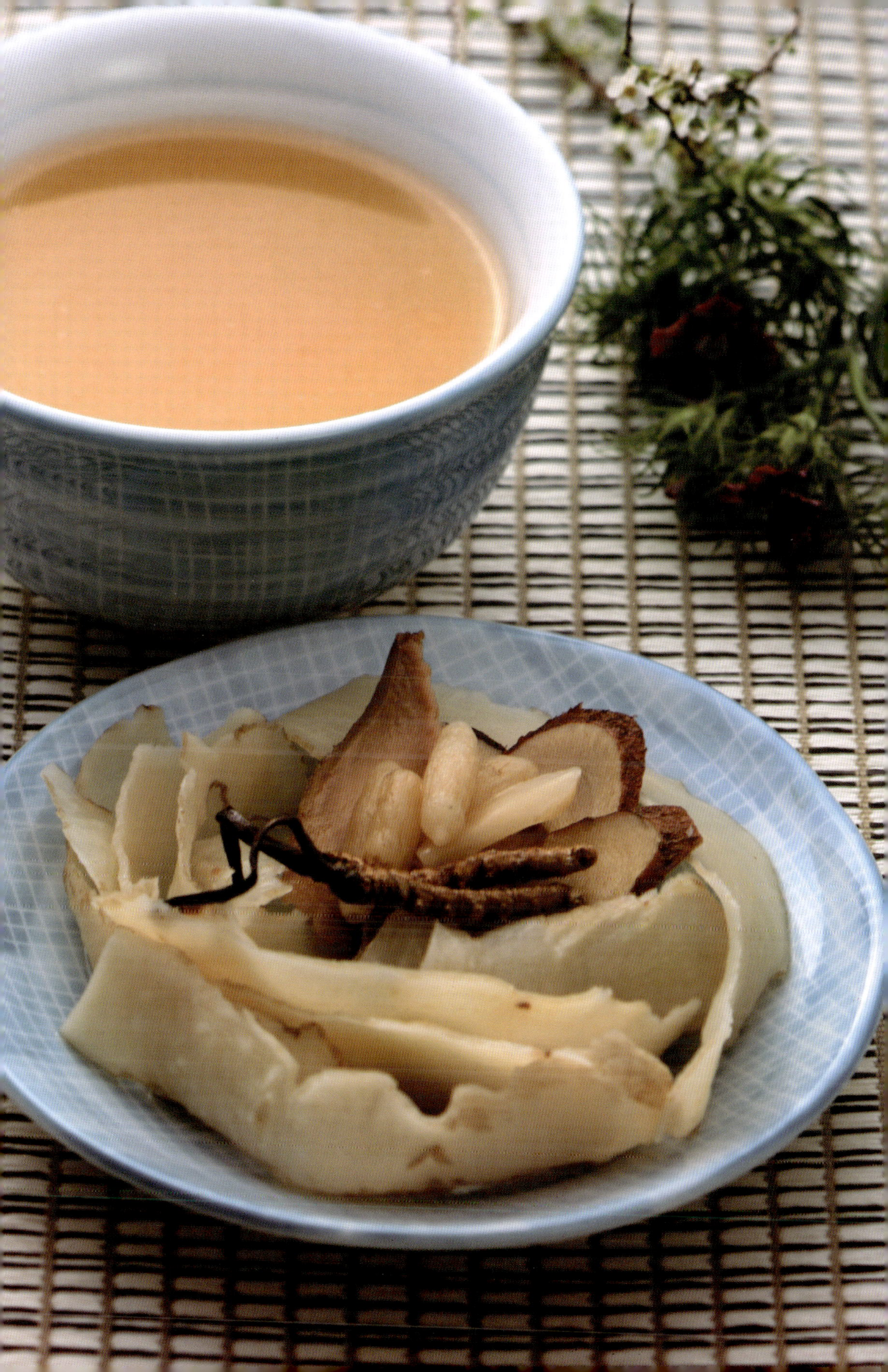

冬虫夏草抗过敏散

补益肺肾，固表、抗御外邪，对过敏性鼻炎有很好的疗效

材　料　冬虫夏草10克，黄芪50克，防风20克，五味子20克

做　法　1. 把冬虫夏草、黄芪、防风、五味子分别烘干，加工成粉末。

2. 将各种粉末同放一处，过筛取粉。

3. 将药粉装在瓷瓶中贮藏。

【医师的话】

- 本方中的黄芪、防风、五味子是中医名方玉屏风散，有较好的固表、抗御外邪作用。加上冬虫夏草补益肺肾，因而有较好的抗过敏效果，适宜于治疗过敏性鼻炎。
- 用法：每日2次，每次3克，于饭后用温开水送服。半个月为一疗程。儿童剂量酌减。

养生谈

【防风】

气微香，味微甘。发表散风，胜湿止痛，止痉，止泻。主治感冒头痛，风湿痹痛，风疹瘙痒，破伤风症，腹痛泄泻，肠风下血。

报载：某君偶患小病去看中医，拿处方后就速奔药房。处方中一味药材名为“窗户纸”，药工竟手足无措。几经周折，某君才得知“窗户纸”不过是多年生的草本植物，其根药用，是有镇痛、祛痰功效的中药防风。事实上防风并没有“窗户纸”的别名，而是医生为了提高药价与某药房密谋杜撰出来的药名。

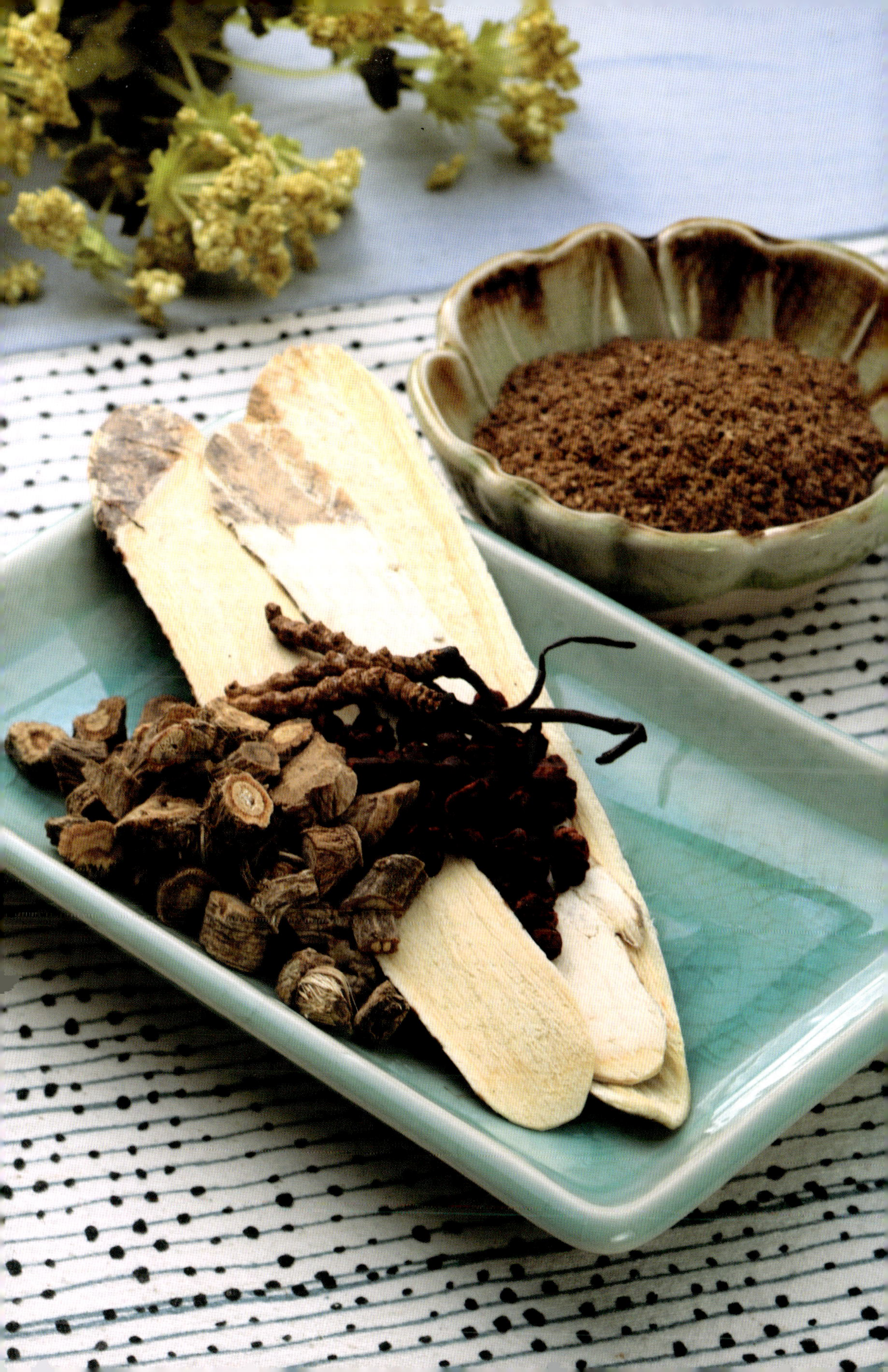

虫草地龙散

补肺固本，理气止咳，对慢性支气管哮喘有很好的疗效

材　料　冬虫夏草15克，地龙50克，橘络30克

做　法　1. 冬虫夏草洗净，烘干后，加工成粉末。
2. 地龙、橘络分别加工成粉末。
3. 将各药和匀，过筛取粉，装在瓷瓶中盛藏。

【医师的话】

- 本方用冬虫夏草补肺固本，地龙、橘络祛痰理气止咳，适宜于慢性支气管哮喘者服用。
- 冬虫夏草还有扶正固本、标本兼治的功用。
- 用法：每日3次，每次5克，于空腹时用温开水送下。

养生谈

【地龙】

为钜蚓科动物参环毛蚓或缟蚯蚓的全虫体。清热息风，通络，平喘，利尿。主治高热神昏、惊痫抽搐、关节痹痛、肢体麻木、肺热喘咳、尿少水肿、高血压症。

传说宋朝皇帝赵匡胤曾因着凉使得多年的哮喘病复发，腰间又长满了水泡，太医束手无策。民间有位人称“活洞宾”的草药郎中，给开了蚯蚓药方。赵匡胤几天内服外涂后，疱疹消失，哮喘也彻底根治。太医们看到蚯蚓的药效神奇，又怕皇上责之技差，皆称蚯蚓为“地龙”。

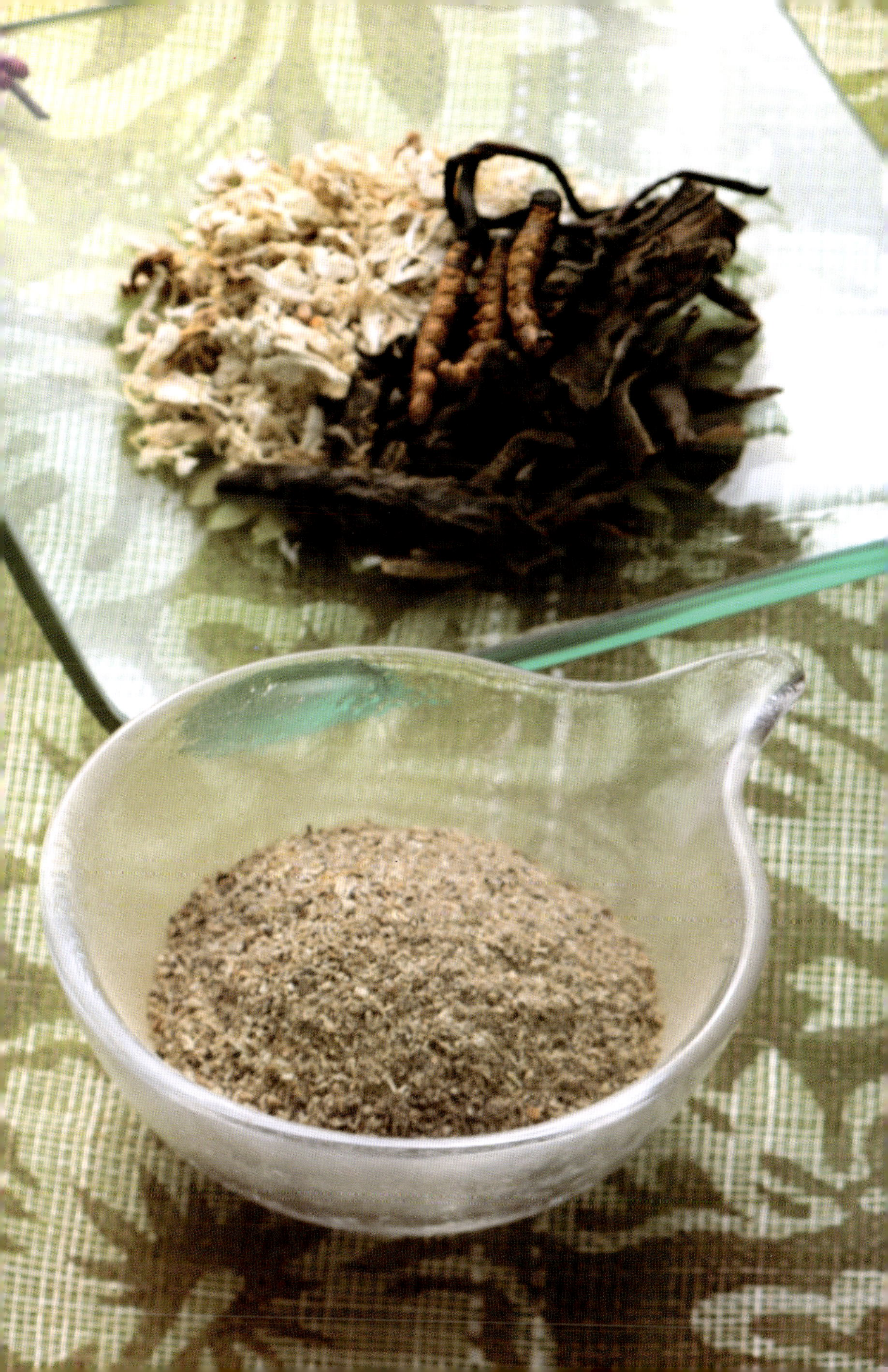

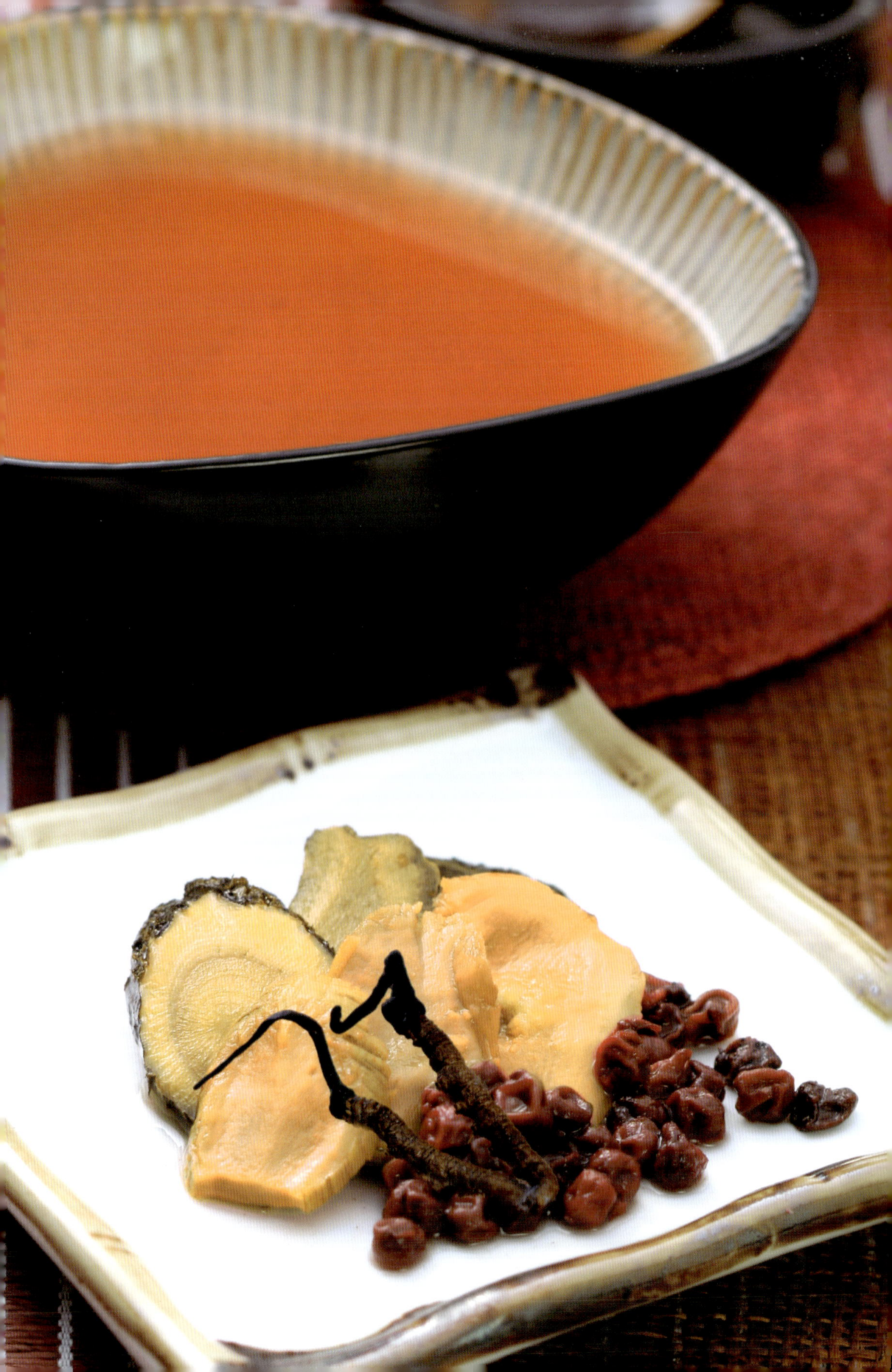

虫草参味散

养心宁神，对神经衰弱有很好的疗效

材　料　冬虫夏草3克，红参3克，五味子5克，炙甘草3克，水5碗

做　法　1. 冬虫夏草、红参加工成粉末，过筛取粉。

2. 将五味子、炙甘草同放砂锅中，加水，然后用中慢火煎20分钟，至剩1碗药汁，倒出药汁。

3. 再加清水2碗续煎20分钟，倒出药汁。

4. 混合两次药汁。

【医师的话】

- 本方适宜于神经衰弱、心悸不宁、遇事易惊、胸闷不适、气短懒言、动即汗出者服用。
- 如口干、心烦、舌红者，红参改用生晒参。
- 用法：每日1剂，分2次用药汁送服研制好的粉末。

养生谈

【红参】

人参是五加科多年生草本植物人参的根，味甘，性温。当培植参经蒸制后变成红色，称为红参或石柱参，其小枝及须根便是红参须。产于韩国，即朝鲜参、别直参或高丽参。

一位近80岁的老太太生病，不经意间吃了子女从韩国带回来的红参，结果三天三夜吃不下饭、睡不着觉。全家子女最初还以为老人快不行了，请中医把脉后，经一味合适的中药汤剂调理，老人居然很快康复了。

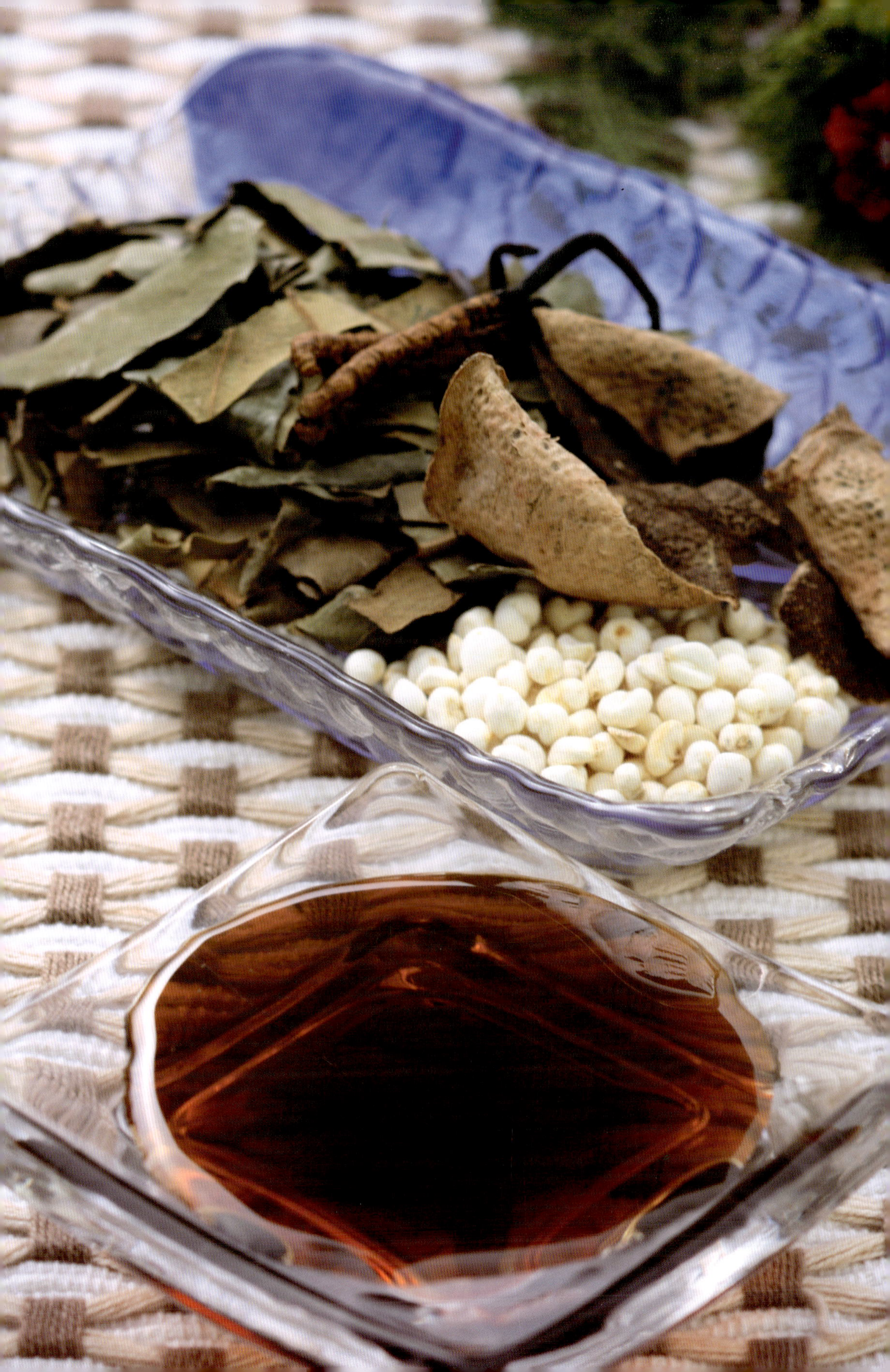

虫草枇杷膏

润肺、祛痰、止咳，对慢性支气管炎有很好疗效

材　料　冬虫夏草10克，川贝母30克，枇杷叶100克，陈皮30克，炼蜜100克，水5碗

做　法
1. 冬虫夏草洗净，烘干，加工成粉末。
2. 川贝母、陈皮加工成粉末，与冬虫夏草粉末一起过筛，取粉备用。
3. 枇杷叶放砂锅中，加清水3碗，浸泡2小时，然后用中慢火煎20分钟，至剩1碗药汁，倒出药汁。
4. 再加清水2碗续煎20分钟，倒出药汁。
5. 混合2次药汁，放砂锅内，加炼蜜，调入药粉，用小火熬成膏，放凉，装瓶备用。

【医师的话】
- 冬虫夏草与川贝母、陈皮、枇杷叶合用，有润肺、祛痰、止咳的作用，有助于治疗慢性支气管炎病症。
- 据临床报道，本方对气管炎的急性发作也有一定的辅助治疗作用，但对痰白质稀者不适用。
- 用法：每日3次，每次取1匙，用温开水送服。

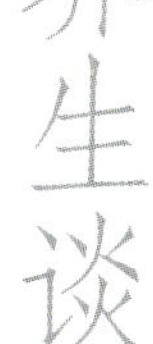

【枇杷叶】
为蔷薇科植物枇杷的干燥叶。清肺止咳，降逆止呕。用于肺热咳嗽，气逆喘急，胃热呕逆，烦热口渴。

历史上曾有一个关于枇杷的趣闻：明代画家沈石田，收到友人送来一盒枇杷，但附来的信上却写了“敬奉琵琶，望祈笑纳”。沈石田随即回复“承惠琵琶，开奁骇甚！听之无声，食之有味”。

参考资料

1. 陈仕江、钟国跃、马开森,《珍稀名贵中药材冬虫夏草资源可持续利用的思考与建议》, 重庆中草药研究, 2006 ; 2(54) : 8

2. 王勇、吴春敏、卢端萍,《冬虫夏草及其非正品的显微研究》, 海峡药学, 2006 ; 18(3) : 100

3. 王晓东、李春华、王志国,《冬虫夏草的特性研究》, 中华现代医学与临床, 2006 ; 4(12) : 56

4. 文燕、张玉琴,《冬虫夏草的药用价值》, 时珍国医国药, 2005 ; 16(12) : 1341

5. 方坤,《冬虫夏草的鉴别及常见食疗方法》, 中国民间疗法, 2006 ; 14(11) : 42

6. 石岩、王钢力、秦文杰、林瑞超,《冬虫夏草的化学成分综述》, 中医研究, 2006 ; 19(7) : 54

7. 牟重临、施仁潮,《冬虫夏草》, 浙江科学技术出版社, 2003

8. 李昊、李鹏飞、王荣,《冬虫夏草药膳滋补大全》, 广州科技出版社, 2006

9. 孟祥松、孙权峰、李军、周建理,《冬虫夏草的两种拼接伪品的鉴别》, 现代中药研究与实践, 2007 ; 21(1) : 30

10. 屈统友、金小辉,《冬虫夏草在呼吸系统疾病中的应用》, 海峡药学, 2005 ; 17(6) : 140

11. 丘雪庆,《冬虫夏草与混伪品的鉴别》, 中国临床医药研究杂志, 2006 ; 150 : 106

12. 金鑫、高元祥,《冬虫夏草及其伪劣商品的鉴别》, 天津中医药, 2005 ; 22(4) : 337

13. 胡双丰,《冬虫夏草及西洋参的简易鉴别方法》, 传统医药, 2006 ; 15(11) : 54

14. 孙守祥、王玉梅,《冬虫夏草经验鉴别撮要》, 时珍国医国药, 2006 ; 17(10) : 2017

15. 孙云汉,《冬虫夏草揭密》, 中华御医堂养生文化研究院, 2005

16. 徐方云,《冬虫夏草及其发酵菌丝体的药理药效学研究》, 药品评价, 2005 ; 2(5) : 334

17. 徐方云,《冬虫夏草及发酵虫草菌丝体的临床应用》, 药品评价, 2005 ; 2(4) : 255

18. 高红,《冬虫夏草菌丝体的化学成分和药理作用》, 中华临床医学研究杂志, 2005 ; 11(12) : 1734

19. 张兴辉、石力夫、胡晋红,《冬虫夏草化学成分和药理作用研究进展》, 中药材, 2000 ; 23(11) : 722

20. 郭风彩、陈国民,《冬虫夏草多糖的药理学研究进展》, 现代医药卫生, 2006 ; 22(7) : 999

21. 陈启武、夏群香、陈莎,《虫草与蜜环菌》, 贵州科技出版社, 2003

22. 程宏霞、田红伟、展筱林,《冬虫夏草药理作用研究进展》, 中医药导报, 2005 ; 11(10) : 86

23. 黄长胜,《冬虫夏草》, 天津科学技术出版社, 2005

24. 雷万生、谢联斌、陈和平,《冬虫夏草的研究概况》, 海军医学杂志, 2006 ; 27(3) : 262

25. 赵彦青、孙塑伦、高颖,《冬虫夏草的心脑血管药理作用研究概况》,中国中医急症,2005;14(11):1114

26. 刘飞、伍晓丽、尹定华、陈仕江、曾纬,《冬虫夏草寄主昆虫的种类和分布研究概况》,重庆中草药研究,2006;1(53):47

27. 刘瑛,《几种冬虫夏草伪品的鉴别》,河南中医,2005;25(8):70

28. 潘雪英,《冬虫夏草的经验鉴别》,中国药师,2006;9(4):380

29. 蔡仲军、尹定华、李黎、夏文娟,《川虫草和藏虫草之间形状差异初探》,中国中药杂志,2001;26(7):450

30. 邓玉霞、张敏迪,《进一步阐述冬虫夏草的功效及鉴别》,中华综合医学杂志,2005;6(10):896

31. 韩俊侠、苗庆峰、张永健,《冬虫夏草治疗心血管疾病的研究进展》,河北医科大学学报,2006;27(1):77

32. 邓跃毅、陈以平、贺学林、李莉,《冬虫夏草制剂延缓慢性肾衰竭的机理研究》,中国中西医结合肾病杂志,2001;2(7):381

33. 常章富、高增平,《冬虫夏草》,北京科学技术出版社,2002

34. 钱国琛、张晓君,《冬虫夏草治百病》,上海科学技术文献出版社,2006

35. 余丽霞、张冰冰、阮叶萍,《虫草多糖不同组分的免疫活性研究》,浙江中医学院学报,2004;28(1):49

36. 刘辉、任青、周希静,《冬虫夏草对肾炎的临床实验研究》,实用中医内科杂志,2005;19(5):421

37. 温元祥,《冬虫夏草的药理作用及临床作用》,天津药学,1998;10(1):47

38. 许宏远、郑昕,《冬虫夏草对阿霉素性心肌的保护作用》,中医药学报,2000;8(3):64

39. 赵鹏、杨俊峰、李彬,《蛹虫草菌丝体降血脂作用的动物试验研究》,中国食品卫生杂志,2004;16(5):434

40. 王玉华、叶加、李长龄,《冬虫夏草提取物延缓衰老实验研究》,中国中药杂志,2004;29(8):773

41. 袁建国、程显好、侯永勤,《虫草多糖脂质体联合丹参抗肝纤维化的疗效评价》,食品与药品,2005;7(1):45

42. 黄志江、季辉、李萍,《人工虫草多糖降血糖作用及其机制研究》,中国药科大学学报,2002;33(1):51

43. 刘玉侃、沈薇、张霞,《虫草菌丝对实验性肝纤维化的防治作用及其机制研究》,中国新药与临床杂志,2004;23(3):139

44. 吴友良、贡成良,《关于冬虫夏草对乙型肝炎疗效及对免疫性肝损伤保护作用的研究》,常熟高专学报,2007;16(4):39

45. 李泓俊、彭欣辉、吴应莲、唐亮,《虫草多糖脂质体对小鼠免疫性肝纤维化 TGF-β1 mRNA 表达的影响》,2004;21(5):500

46. 仲伟鉴、张小强、浦跃朴、肖萍,《冬虫夏草与人工虫草菌丝体无机元素含量的比较》,环境与职业医学,2004;21(4):330

47. 香港法例第 132V 章《食物掺杂(金属杂质含量)规例》

48. 香港特别行政区政府卫生署中医药事务部,《香港中药材标准(第一册)》,2005

49. 中华人民共和国外经贸行业标准WM/T2-2004《药用植物及制剂外经贸绿色行业标准》,2004